U0851328

我终于理解了认知症

ボクはやっと認知症のことがわかった

[日] 长谷川和夫　猪熊律子　著　　夏言　译

国文出版社
· 北京 ·

果麦文化 出品

我的心愿就是能发挥一点光和热，为认知症的患者、患者家人或是关心这一问题的各界人士带来一些帮助。

——长谷川和夫

推荐序一：

正确认识认知症

黄延焱 主任医师
复旦大学附属华山医院老年医学科
国家老年疾病临床医学研究中心（华山）

第一次知道“长谷川和夫”这个名字还是在1993年，我参与了华山医院老年科贺凤凤主任的课题，负责对患者进行神经心理量表的评估工作。在20世纪90年代，临床医师对阿尔茨海默病及相关认知障碍的认识还很有限，民众对此更是知之甚少。当时的诊断手段主要是临床问诊、神经心理量表评估和头颅CT检查，这些量表中就包括长谷川量表。在认知功能评估中，神经心理测评的意义重大，选择适合的量表可以确定脑部疾病是功能性还是器质性，病变的部位和性质，以及认知功能水平。

长谷川和夫教授是在认知症领域深耕数十年的资深医师，对认知症的诊治及预防干预都做出了卓越贡献。他在88岁时公布了自己罹患认知症的消息，印证了“当你得了认知症，研究才算完整”这句话。

当前，随着认知症患病人数的增加，相关图书也越来越多。很多图书由临床医师撰写，他们善于从病人的信息里找寻病因和症状，建立疾病诊断标准，用医学语言与患者和家属沟通。但医学语言的科学性常常带来冷漠感和距离感，加重病人的疑惑和焦躁。患者及其家属更希望医务工作者能用生活语言来解释疾病的确切信息，以及医疗机构能提供的帮助。正如书中长谷川教授接诊的患者所问的那样，“为什么不是别人，偏偏是我得了阿尔茨海默病”。此外，患者家属还想知道，家里有认知症患者要照顾，会对生活或工作有何影响。

作为认知症诊治领域的专家，同时也是一名认知症患者，长谷川教授在这本书里告诉大家，罹患认知症后，与疾病亲自交手后，他才第一次对认知症患者的无助、不安感同身受，体会了认知症患者患病过程中的困难、孤独和挣扎。在这本书里，他把自己最真实的情况都展现给了读者。

随着对认知症研究的深入，其致病机制更加清晰，诊断越来越精准，药物研发也不断取得进展，民众在看到希望的同时，也不禁会失望。越来越多的患者家属发现，即使诊断明确、有药物可用，也不能解决认知症患者在中晚期出现各种精神行为异常、生活自理能力日趋下降的问题，在面对认知症患者越来越陌生的眼神和表情时，情感崩溃就是刹那间的事情。哈佛医学院教授、医学人类学奠基人凯博文在《照护》一书中就提到："面对一场终究是'失败'的战斗，我们该如何抗争与坚持？"多数照护者说，只有亲历了照护，才能对认知症有痛彻的认识。2022 年，我们进行过一次全中国范围内的认知症患者及家属的访谈项目，在访谈过程中，多次出现家属情绪崩溃哭泣而暂停访谈的情况。

长谷川教授结合自己的经历告诉读者，认知症患者不是一天到晚都糊里糊涂的，在不同身心状态、不同时间段和场景下，表现会时好时坏。"所以大家不要觉得人一旦得了认知症就彻底完了，就会一直糊里糊涂，也不要对患者特殊对待。""认知症的本质是一种'生活障碍'，特点是之前顺理成章的日常行动出了问题。这对患者来说很不方便、很麻烦，家里人也会苦恼，但只要患者周围的人们应对得当，这种生活的困难程度是可以大幅降低的。"

确诊认知症后，长谷川教授在家人和邻居的温暖陪伴下，还是能去看场电影、去趟教会，或到心仪的咖啡厅、美容院走一走。在长寿时代，其实任何人都可能得认知症，得了认知症也还是“人”，还是要“正常”地生活下去。很多认知症患者确诊后，常常在悲伤、痛苦和沮丧的情绪中挣扎。长谷川教授认为，即使患上这种疾病也要积极参加社会活动，尽力保持自己既往的生活节奏，这有助于延缓疾病的发展。他本人就是一个例子，书中提到他在确诊两年后复诊时，发现大脑里负责记忆的海马体几乎没有继续萎缩，神经心理学测试的结果也相当好，病情发展得非常缓慢。“原来，在公布自己得了认知症后，我更频繁地被各路人马采访、被请到各地演讲，这反而成了件好事。一个痴心工作了一辈子的人到了这个岁数还能认识陌生人、造访陌生地，这些都成了帮助我身心康复的有益刺激”。我们要接受“变老是个自然的过程，所以要接受‘原来我得了认知症’这一事实，学会带病生存”。

长谷川教授以临床医生和认知症患者的双重身份，对认知症的“里”和“外”都做了很好的呈现，让读者知道认知症究竟是什么样的疾病。愿我们的读者在读完《我终于理解了认知症》这本书后，能真正理解认知症患者。

2025 年 4 月

推荐序二：

理解是生命的礼物

汤彬 理事长

上海剪爱公益发展中心

收到《我终于理解了认知症》的试读本已经一周了，近日事杂，就一直摆放在客厅沙发边的茶几上。周五的晚上，初春的夜风掠过窗棂，台灯在客厅的茶几上投下暖黄的光晕。上初二的儿子伏案疾书的沙沙声与书页翻动的轻响交织着，恍若时光的密语。当最后一页书墨香沉夜色，“我终于理解了认知症，［日］长谷川和夫著”这行字在光晕中愈发清晰——这位用生命丈量认知症深度的医者，斯人已逝，此刻却正以智者的从容穿越时空和我娓娓道来，讲述着他不凡的人生故事。

长谷川先生的文字不生涩，很生活，如樱花飘落般轻盈，却承载着穿透生死的力量。从致力于认知症医学研究和治疗的专业医生，到创制长谷川量表的先驱，最终成为认知症领域的灯塔，他的人生轨迹恰似一株逆向生长的胡杨：用医学的理性枝干触及天际，亦将最丰盈的根系扎进病痛的土壤。

如果有一天，认知症突然发生在我们自己身上、来到我们的家庭，我想大多数人还是会经历无助、无奈、迷茫甚至崩溃的时刻。如今，银发汹涌的中国正在与时间赛跑。人均预期寿命突破 78 岁的消息传来时，1500 万认知症家庭正经历着记忆的沙漏倒转；二孩三孩政策掀起的生育风潮背后，是每 3 秒新增 1 例认知症患者的冰冷现实。我们在追赶现代化的洪流中蓦然凝望，发现传统家庭结构的变革速度已远超代际传承的修复能力，当独居老人的钥匙无法找到自己家的门锁，当故乡的屋檐下弥漫着认知症的迷雾，这场关乎健康的认知症革命已迫在眉睫。然而，关于认知症的错误观念和消极态度依然根深蒂固。

2013 年，我创办了剪爱，一个致力于防治认知症的公益组织。回望过去 12 年公益岁月，我掩书而思，不禁感慨，在剪爱累计服务过的上千个认知症家庭中，有推着轮椅坚持去参加康复活动的老冯夫妇，斑驳的街道上留下了两位长者相扶与共的身影；有年轻有为却患上早发型阿尔茨海默病的凌冰母女，简陋的居室里藏着未被疾病侵蚀

日常健脑训练法

手指操：每次3分钟，唤醒大脑

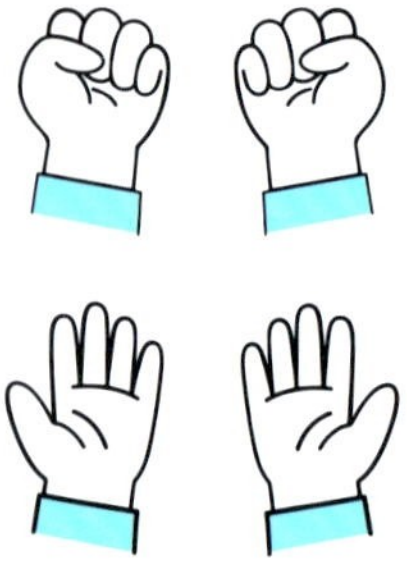

第一节： 两手握拳、松开为1次，做8次，以放松手指。

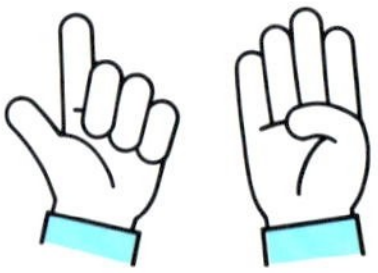

第二节： 左手比“8”（拇指和食指分开，其余三指并拢），右手比“4”（拇指弯曲，其余四指伸直），左右更替为1次，做8次。

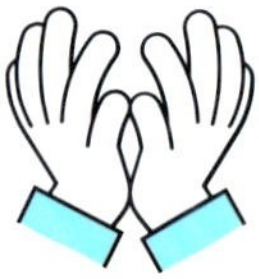

第三节： 两手掌根相合，五指张开，从大拇指开始，左右手指尖依次轻触（大拇指→食指→中指→无名指→小指），完成一轮为1次，重复做8次。

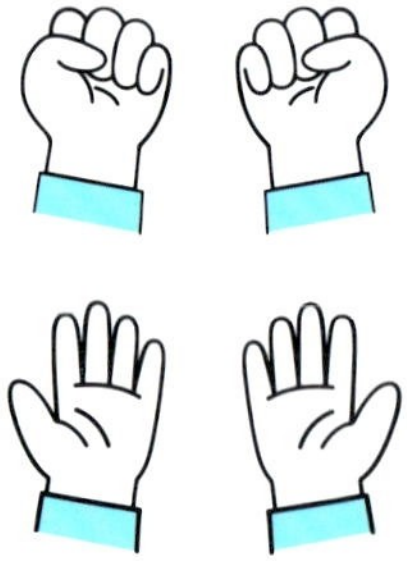

第四节： 重复第一节。

的母爱密码；有一边上班一边照护妈妈的职场白领艾丽斯（Alice），办公桌上的监护屏幕里映照着都市里最坚韧的亲情微光……这些现实中正在发生的故事，正如长谷川先生在书中强调的一样，每个人都是独特的，都是我们身边的普通人，都是一个个鲜活的生命。

长谷川先生用生命书写的启示录，恰似穿透迷雾的晨钟：认知症不是某个家庭的私密伤口，而是全社会共同前行中正在撕裂的巨大切口。

建构认知症友善社会需要三重觉醒：医学层面破除“不可逆”的悲观论调，社会层面消解“无用之人”的冰冷标签，文化层面重拾“以人为本”的文明温度。上海弄堂里的忘不了餐厅，成都社区中的代际故事交换站，广州街头认知症友好商户的彩旗，这些星火般的本土化社区实践正在编织全新的社会神经网络。当药店收银员懂得为徘徊的认知症老人保留尊严，当公交司机学会辨认认知症乘客的无助眼神，理解——在这一刻全部化作尊重生命的点滴行动。

生老病死，在中国传统文化里融合了哲学思辨、伦理道德和民俗实践，形成了独特的生命认知体系，而包括阿尔茨海默病在内的认知症却似乎成为了每个家庭这一生都绕不开的宿命。

认知症具有多病因性、症状多样性、病情差异性等特点。面对认知症，我们需要建立完善的社会分级预防体系，面对得了认知症的人和家庭，我们更需要建立完善的社会服务支持体系。认知症既是公共卫生议题，也是社会议题。

从公共卫生体系到社区互助网络，从适老化改造到认知友好型社会建设，每个环节都是理解铸就的生命链条。正如长谷川先生所言，如果认知症的本质是生活障碍，那么患者身边的人，乃至全社会，就要有消除障碍的智慧，并为此努力。

最后，把书中我最喜欢的 3 句话摘录给大家："不要对认知症患者区别对待""别忘记身边美好的事物""明天要做的事，今天就开始行动"。

真正的生命礼物，从来不是完美的记忆，而是心灵相通的理解。当全社会学会用认知症患者的眼睛看世界，我们收获的不只是医治和照护的智慧，更是照见生活和生命本质的明镜。

2025 年 4 月 26 日晨

目录

序言

大家可曾听说过“长谷川量表”？

我曾因为严重健忘（似乎不只是年岁渐高所致）而去精神科、神经内科、神经外科和老年科检查，当时医生和临床心理咨询师给我做了一套问卷：“今天是哪一年的几月几日？”“100 减 7 是多少？连续减下去，结果依次是多少？”这套全日本都在用的认知功能检查问卷就是长谷川量表，它是判断一个人是否患有认知症的诊断标准，而创制它的人就是我。

我是在 1974 年创制并公开发布这套量表的。在那之前两年，作家有吉佐和子出版了一部描写认知症的社会派小说——《恍惚的人》，在全日本引起巨大反响。那是认知症还被叫作“痴呆症”[1]或“老年痴呆”的时代，人们对这种病抱有极大偏见，认为一旦患病就完了，觉得认知症患者是“什么都不明白的人”。患者在家会被关进类似牢房的地方，即便在精神病院和专门照顾老人的医院里，人们也觉得把患者绑在床上理所应当。

那以后的半个世纪里，我一直在从事与认知症治疗、患者照护有关的工作，直到自己也得了认知症。我发现并公开自己患了认知症是在2017年10月，那时我88岁。

认知症是指成年人因与语言、认知有关的大脑机能衰退而在生活方面出现问题的状态，其最大的病因是年龄的增长。在以长寿著称、号称进入“人生百年时代”的日本，任何人都有可能患上认知症。据厚生劳动省的数据，到2025年，也就是“第一代婴儿潮”时期出生的人全部超过75岁时，将有700万人患上认知症，也就是说，每五个老人里就有一个是认知症患者。所以说，患上认知症没什么特别的，有的老人看起来光鲜亮丽，但其实得这种病也只是时间问题。我希望大家意识到认知症是每个人都要面对的，没必要过分恐慌。基于这

1　日本从2004年起以“认知症”一词替代了“痴呆症”。本书中描述日本的相关情况时，均根据时间点选择对应称谓。——译者注

个想法，我毅然选择了公开自己的病情。

从公布病情起到现在，时间过去了两年。我知道自己的病情发展很快，但人生就是从起点开始不断延续到现在的，即使得了认知症，我仍觉得自己的某些部分并没有变得不一样。认知症不会让人一夜变身，我还是那个一步一步走到昨天的自己。

还有件事是我在得了认知症后才明白的——人们总以为认知症患者会进入一种稳定状态，其实并非如此。比如我自己，早上起来会感觉不错，之后就慢慢疲惫，到傍晚脑子就乱得一塌糊涂，一夜安眠后又神清气爽，焕然一新。换句话说，时间不同，身心状态不同，病情也会时好时坏。所以大家不要觉得人一旦得了认知症就彻底完了，就会一直糊里糊涂，也不要对患者特殊对待。

还有，很多人觉得认知症是很可怕的病，认知症的本质是一种“生活障碍”，特点是之前顺理成章的日常行动出了问题。这对患者来说很不方便、很麻烦，家里人也会苦恼，但只要患者周围的人们应对得当，这种生活的困难程度是可以大幅降低的。

我写这本书，首先是因为我作为专科医生治疗过成百上千位患者，也主导了在日本全社会将“痴呆症”更名为“认知症”的工作，如今我自己也得了这种病，写这本书就想让大家知道我在想什么、感觉怎么样，告诉大家一些只有当事人才能感受到的事。得了认知症后，我总觉得有一个健康的自己在注视着这个病情不断发展的自己。当然有人可能会说：“这就是你和其他患者不一样的地方，只有专科医生才会这样想。”总之，我打算聊聊自己的想法，告诉大家认知症患者想要好好生活的话，什么对他们才是更为重要的。

另外，我是一个把大半辈子都献给认知症的人。我也想聊聊自己的人生，从中可以窥见日本在对待认知症问题上的发展历程。

到 2020 年 2 月我就 91 岁了，离另一个世界也越来越近。我过往的人生都是围着工作打转，所幸在家人和邻居的温暖陪伴下，我现在还能时不时看场电影、去趟教会，或到心仪的咖啡厅、美容院走一走。虽然我有时候会摔得鼻青脸肿，也会通过电视购物买了不需要的东西，弄得家人手忙脚乱，但是我一直在努力像以前一样享受生活。希望大家了解，即使得了认知症，不同的人也会有不同的表现。

我讲话有时候很没逻辑，甚至意识不到自己说了奇怪的话。为了准确表达想说的内容，我和读卖新闻社的编辑委员猪熊律子女士合作完成了这本书。猪熊女士是在2017 年 11 月最早报道我得了认知症的记者。

我的时间所剩无几。作为认知症患者，我的心愿就是能发挥一点光和热，让认知症患者及其家人过得轻松些。希望本书能为认知症的患者、患者家人或是关心这一问题的各界人士带来一些帮助。

长谷川和夫

我得了认知症

从失去“确定感”开始

我感觉有些不太对劲。明明是以前去过、肯定能找到的地方，忽然就找不到了。今天是几月几号、有什么安排，脑子里也毫无印象。怕不是得了认知症吧？我第一次产生这个念头大概是在 2016 年。

我觉得自己越来越没有确定感了，不能确定自己做过什么，没做过什么。比方说，从家里出来后如果担心没锁门，有的人会告诉自己“肯定锁了”，然后继续往前走；有的人实在太担心了，于是回一趟家确认之后就不再担忧。这都是正常的反应。可对于失去了确定感的我来说，就算回家看过了，印象也是模模糊糊的，始终处于不确定的状态。

我开始弄不清楚今天是几月几日星期几，所以在厨房里悬挂的大月历旁边还挂了一个小日历，每天早上翻一页。然而就算刚看完，转身我就又忘了。要是问妻子，她就会说："你怎么又问这个问题了？"这时我就会去桌子上找报纸，因为不管早报晚报上面都会写日期，很好找。

由于越来越频繁地失去确定感，根据多年经验我得出结论：这绝不是因为上了年纪、记性不好，而是得了认知症。

▶ 由记者猪熊律子整理补充：

2015年10月，长谷川和夫先生的日记里有这样一段话："今日演讲，主题是'一起思考认知症护理'，讲了约一个小时，时不时忘了该说什么，大概有三次吧，只好糊弄糊弄就结束了。唉！"

亲自公开病情

2017年10月，川崎市举办了一场关于认知症的小型演讲，我作为专科医生受邀去提供一些如何照护患者方面的建议。

我先跟患者家属们讲了照护要点，还有一些我经手过的案例，然后说："有件事可能在这个场合说（对主办方来讲）不太合适——其实我也得了认知症。"

我是自然而然说出来的。自从发觉自己得了认知症，我的心底就涌起一个念头：我想告诉大家，任何人都可能得认知症，得了认知症也还是"人"，在长寿时代这是每个人都要面对的，还有最重要的——就算得了认知症也要像往常一样生活下去。我想在演讲中让大家看到，我仍像往常一样生活着，而大家也宽容地接受了这件事。

那时我 88 岁。在日本，像我这样长寿的人越来越多了。

80 多岁、90 多岁，随着年龄增长，得认知症的人会越来越多。过了百岁，可以说人人都可能得认知症。所以我觉得自己得认知症也没什么不正常的。[i]（全书尾注采用罗马数字连续编号，由记者猪熊律子提供。）

当然也有人不一样，可以体面地活到很大年纪，但只是一小部分人而已。况且哪怕是这样的人，只要年龄继续增长，得病也只是时间问题。患上认知症，绝不是个别人的问题。

会感到备受打击吗

常有人问我："得了认知症让你备受打击吗？"关于这点，我想讲一个故事。

我做过大学校长和理事长，但其实还是更喜欢临床，如果离开临床太久我就会想念那种日子。并且，我也希望在问诊过程中更多发挥以人为本的认知症照护理念（这个理念我会在后面的章节中细说）。所以在不做大学理事长后，从 2006 年开始，我每个月都会去几次我儿子（也是一位精神科医生）在川崎市的诊所，差不多坚持了八年的时间。

一天，来了一位被诊断患有认知症的老先生。他对我说："您不是主治医师，我想问问您的看法，当作参考。"据他本人和家属说，他最近的症状突然恶化，甚至下雪天穿着睡衣跑到外面回不了家，直到被附近的人发现通知家里。我先指了指椅子对他说："请坐。"结果，他绕到了椅背后面没座位的地方准备坐下。

"大夫，我有个问题，不知道能不能问。"他说。

"当然可以。什么问题？"

"为什么不是别人，偏偏是我得了阿尔茨海默病？"

他没有问“阿尔茨海默病是由β淀粉样蛋白在脑部累积导致的如何如何”这种问题，而是直截了当地问“为什么不是别人，非得是我”。说这句话时，他的表情非常诚恳，仿佛悲伤正从他的全身溢出来。

如果是你，你会怎么回答呢？我是当场失语了。

当认知症患者诚恳地发问时，敷衍了事的回答和假惺惺的安慰都没有用。根据我多年的临床经验，这种时候你只能真诚地看着对方，陪他面对苦恼和悲哀。我也想过也许该说“你作为人的本质不会改变”之类的话，但比起这些，我还是更想让对方知道我也在跟他一起苦恼。所以那时我唯一做的事，就是把自己的手放在对方手上，一边说“是啊”，一边久久地握着他的手。

那位患者曾在企业里担任要职，恐怕也正因如此，心中才会有强烈的困惑：“我又没做错什么，凭什么是我？”“我已经对社会履行了应尽的职责，为什么会落得这个下场？”那时候，人们对认知症的理解还没到今天的程度，所以他应该受到了相当大的打击。

那么我自己呢？我认为，得了就是得了，毕竟我年龄也不小了。只要活得够久，任何人都有可能得认知症，这在情理之中。不过要说没受到打击那是骗人的。但得了就是得了，这就是我的真实感想。

当然，得了认知症后烦恼也多了很多，毕竟我连几月几日星期几都搞不清楚了。

阿尔茨海默病是认知症中患者占比最多的一种。一般来说，患者最初会无法确认时间，接着是无法确定地点，最后就是无法辨别人脸。

只要还活着，我就想努力让症状加重的速度变慢，最好等我快离世时再进入无法辨别人脸的阶段，毕竟认不出家人的脸实在太痛苦。不过，出现那种情况也就意味着我活不了多久了。

我为什么要公开病情

经常有人问我：“很多人得了认知症会选择隐瞒，为什么您选择公开？”

因为我希望大家对认知症能形成正确的认识。认知症患者每天都在悲伤、痛苦和沮丧的情绪中度过，我想让大家知道该怎么与患者相处。

现在已经有很多能理解和支援认知症患者的公益组织和相关制度，我认为这都是非常必要的。“别害怕，有我们在你身边，放心吧。”如果有一个组织能将这样的信息传达给认知症患者，他们会感到多么安心啊！如果不只是让照护者守着认知症患者，而是通过制度让他们相互依靠、共同前进，这又是多么鼓舞人心啊！我听说，有些地方已经在尝试这些开创性举措了。

如果再进一步追问我为什么要选择公开，我想应该是“为了让自己更好地活下去”。我希望有生之年能为人类和社会再做点什么，所以想老老实实地向公众展示认知症，虽然不知道自己这样做有没有用，但这就是我选的人生之路。

这不仅是我的人生之路，也是我的死亡之路。

我不知道接下来会怎样。症状可能会越来越严重，甚至会发展到失忆。我会很不自由，会想做什么却做不了，因而感到烦躁、难受、愤怒、悲哀。这么一想，那些还年轻或处在事业巅峰期的患者们，不仅要担心疾病，还要担心孩子和家庭收入，一定更痛苦。

我的病程发展出乎意料地缓慢，情况好的话，说不定可以延缓，比如快要离世时再进入严重阶段，这我也说不清楚，不清楚就不清楚吧。

总之，我想尽可能做好我能做到的，好好吃药，把自己的真实状况和想法告诉大家。

我年轻时就常常容易情绪低落，陷入悲观状态里。对我来说，得了认知症，变得“什么都不清楚”，是十分可怕的事。但一直这样担忧的话，对身心都不好，所以我勉励自己，与其辗转反侧，不如下决心行动。于是我选择了公开病情，并谈论它。

“晚年认知症”

最开始我怀疑自己得的是阿尔茨海默病，不过在专科医院做了严密的检查后，我得知是另一种认知症——嗜银颗粒病[1]（AGD）。这个病听起来比较陌生，常在80多岁

1　嗜银颗粒病由大脑中主管记忆的区域累积了名为嗜银颗粒（AG）的异常蛋白质引发。患者会出现易怒、固执、焦虑、焦躁、抑郁等症状，但除健忘外认知功能损失不显著。该病的确诊依赖病理学检查，临床诊断困难。——作者注

的高龄人群中出现，属于病程进展缓慢的类型，据说患者除了健忘外也会变得易怒。

我把80岁以后患上的认知症叫作“晚年认知症”。今后，患上晚年认知症的人会越来越多，所以这绝不是别人家的事，我们要把认知症看作自己身上的事，主动去了解它，这是十分重要的。

首次确诊后一年左右，我又去专科医院做了一次复查。我咨询医生，做了核磁共振成像（MRI）等影像学检查，还在心理医生那里做了神经心理学测试……

结果显示，大脑里负责记忆的海马体几乎没有继续萎缩，神经心理学测试的结果也相当好，病情发展得非常缓慢。原来，在公布自己得了认知症后，我更频繁地被各路人马采访、被请到各地演讲，这反而成了件好事。一个痴心工作了一辈子的人到了这个岁数还能认识陌生人、造访陌生地，这些都成了帮助我身心康复的有益刺激。

尽管如此，我的理解力和判断力还是明确被查出在减弱。为了弥补这两方面的不足，我需要周围人的帮助。

家里只有我和妻子两人。妻子对我非常好，或者说，她完全握着对我的“生杀大权”。她比我岁数小，是个可靠、认真又开朗的人。我深切地感到，自己能有今天是多亏了她。我还有三个孩子，他们都给予了我各种帮助。在家人的帮助下，实际上我已经过上了近乎正常的生活。

我的一些反思

关于认知症的诊断我想再说几句。

最初，我凭多年的经验判断自己得了阿尔茨海默病。在经第三方诊断并非如此后，我稍感安心，并在随之接受的采访和发表的演讲中说“幸好不是阿尔茨海默病”。后来，家人向我指出了这一点。我一方面困惑于自己怎么会说这样的话，另一方面也深感懊悔，因为我不想伤害阿尔茨海默病的患者和他们的家人，这与我一生为之奋斗的事业背道而驰。如果有谁因为这些发言受到伤害，我真的非常抱歉。

我说“幸好不是阿尔茨海默病”，并不是说得了阿尔茨海默病会怎样怎样，而是想表达，当我得知自己患了病程发展缓慢的认知症时确实松了口气。但因为语言能力变弱，以前轻易就能顾及的事情，那天现场我完全没有感觉到。事后猛然发觉，懊悔万分。

不论如何，我就是得了认知症，而且我对这件事既不感到羞耻也不想隐瞒。当然，是否要告诉周围人自己得了认知症是个人的自由，有关这方面的观点也多种多样。我个人是想在告诉别人“我得了认知症”，在别人知道我是认知症患者的前提下与人来往。我自己也需要认真对待认知症这件事。

至少，我不希望我们的社会是一个对认知症充满轻蔑和羞耻感的社会。

我想告诉你认知症是什么

认知症的本质是“生活障碍”

我想先谈谈什么是认知症。

有人说，认知症就是大脑生病了。也有人说，得了认知症，人就变得什么都不明白了。一般来说，认知症指的是这样一种状态：人在成年后，由于与记忆、语言、知觉、思考有关的大脑功能衰退，而在生活方面出现问题。

换言之，这不是先天性的认知功能障碍，也不是正常衰老的表现，而是已经正常发育的脑神经细胞由于外伤、感染、血管损伤等原因而受损时引发的症状。

具体来说，认知症的特征有下面几点——

第一，脑部有器质性损害，认知功能下降。这里所谓的“器质性损害”指的是大脑神经细胞与其他神经细胞间的连接出现问题。构成大脑神经系统的神经细胞组成了复杂精巧的网络，传达着包括语言在内的种种信息，可以说这种网络的构成方式决定了每个人的智力和性格。如果它受到损害，那认知功能就会下降。

第二，没有意识障碍。换言之，认知症跟对问话毫无反应、意识混乱的症状是有区别的。不过，患有“谵妄”这种轻度意识障碍的患者也会出现与认知症类似的健忘等症状。另外要注意的是，脱水、感染、服药过量等也容易引发意识障碍。

第三，随着认知功能下降，患者在日常生活中会遇到困难，并且这种困难不是暂时的，会长时间持续。

第四，脑部的器质性损害会导致患者的情绪和行为发生改变，这是认知症的一大重要特征。例如，患者明明吃了饭，但由于器质性损害导致记忆丧失，会忘记吃过饭这件事，继续吵着要吃，甚至发脾气、动手打人，这都是器质性损害带来的变化。这种伴随认知症产生的愤怒、暴行、詈骂、多疑等被称为认知症的精神行为症状（Behavioral and Psychological Symptoms of Dementia，BPSD）。

我多年来一直在认知症这个领域耕耘。在我看来，认知症的本质就是“无法继续之前的生活”。[ii]

所谓生活，就是早上起床、洗脸、吃饭、准备出门，平时收拾屋子、打扫卫生、洗涤衣服等等。一个人患上认知症之后，这些从前轻而易举的事都会出问题，因此认知症的本质是“生活障碍”，是“日常障碍”。

变老是个自然的过程，所以要接受“原来我得了认知症”这一事实，学会带病生存。这时候，一个能让人承认“其实我得了认知症”的社会就非常重要了，因为一个人的生活会受到他与周围人之间关系的巨大影响。如果周围人掌握了与认知症患者相处的知识和技巧，那么患者的生活难度就会大幅降低。

最重要的是，周围人可以接受认知症患者的真实状态。当一个人说“我得了认知症”后，周围人说“是吗？不过没事，我们也会帮着想办法，你不要太担心”，然后提供一些帮助，这样就很好了。

具体来说，周围的人应该怎样对待认知症患者呢？

第一，要像往常一样对待。所谓“像往常一样”，意思是将认知症患者和自己同样是“人”这一点放在首位。哪怕周围人自以为提供了各种帮助，只要没有以患者为本，就毫无意义。提供帮助的人不要将自己的想法强加在认知症患者身上，而应该站在对方的立场上，自然而然地伸出援助之手。

第二，真正设身处地为认知症患者着想也很重要。人在不知道接下来要干什么时，就会非常焦虑。如果能设身处地感受一下认知症患者的茫然状态，你就会认真、耐心地告诉对方接下来要做什么。如果每个人都能这样与认知症患者相处，他们就会感到很安心。

我希望有更多的人能平等地对待认知症患者，并设身处地为他们着想。

常见的认知症类型[iii]

阿尔茨海默病

说到认知症，我想大多数人马上就会想到阿尔茨海默病。当我发觉自己得了认知症，首先怀疑的也是阿尔茨海默病。

阿尔茨海默病的第一个病例是由德国精神病学家阿洛伊斯·阿尔茨海默（1864—1915）报告的，因此这种疾病便以他的名字命名。世界上首个确诊病例是一位生活在德国的叫奥古斯特·达特的女性，她有嫉妒、妄想等激烈症状，认为丈夫有外遇，对丈夫和邻居家女性动手，坚定地认为有人想伤害自己，还认为周围人都在议论自己。据说奥古斯特·达特在50多岁时住进德国法兰克福的一家医院，约五年后死于肺炎。

阿尔茨海默博士在对奥古斯特·达特的大脑进行解剖和病理学检查时发现了一些具有特征性的改变：显著的大脑萎缩、脑神经细胞脱落、被称为“老年斑”的斑点以及神经元上的纤维缠结。这份病例报告极为详尽，为了纪念这一成就，此后该病被命名为阿尔茨海默病，并为大众所知。

在阿尔茨海默病案例中，被称为“老年斑”的斑点状异常结构很常见，它由β淀粉样蛋白在脑神经细胞外部沉积而成。老年斑形成后，就可以观察到神经细胞中积蓄的异常纤维（这种病理变化称为神经元纤维变化），这会最终导致神经细胞的死亡。一般认为，认知症会在β淀粉样蛋白开始累积后的10—15年里缓慢发展，不过即使出现β淀粉样蛋白积累，也未必会发展为认知症。

患上阿尔茨海默病后，患者会出现各种认知问题，比如忘事等记忆问题、不知时间地点等定向问题，让生活充满困难。随着时间推移，患者的病情会逐渐发展，严重时不能自己进食、换衣、沟通，甚至无法坐着，只能卧床，最终意识下降，陷入昏迷，直至死亡。

但需要注意的是，病情发展是因人而异的，有的患者即使病情严重也能进行简单对话，有的患者会有使用暴力和独自外出等症状。据说，现在约 60% 的认知症患者患上的是阿尔茨海默病。

血管性痴呆

以前，日本认知症患者中最多的是血管性痴呆的患者。

血管性痴呆是由脑梗死或脑出血等脑血管疾病引发的认知症。脑梗死是由脑血管堵塞引发部分血流不畅，导致该部分脑功能出现障碍的疾病；脑出血则是脑血管破裂出血，导致该处脑细胞受压迫引发的疾病。脑血管堵塞或出血后，脑细胞会因氧气和营养供应不足而坏死，导致其原本负责的脑功能失调，于是引发了认知症。

引发血管疾病的主因是动脉硬化，动脉硬化的高危诱因包括高血压、糖尿病、心脏病、血脂异常及吸烟等。日本人喜欢吃咸的东西，所以从前血管性痴呆的患者比较多。好在对生活习惯类疾病的预防措施，在预防血管性痴呆方面也发挥了作用。

血管性痴呆患者除了记忆问题外还常有行走问题，有时也伴有排尿问题。此外，有的患者有情绪失控的症状，一点儿小事就会大哭或发火。该病的症状表现很有特点，常常是症状突然出现，或是刚刚平复又突然恶化。据说，男性比女性更容易得血管性痴呆。

能引发视幻觉的认知症

有些人可能听说过“路易小体痴呆”这个词。路易小体是神经细胞产生的一种特殊蛋白质，如果这种蛋白质大量聚集在大脑皮层和脑干中会导致神经细胞受损，进而引发认知症。大脑皮层在我们思考问题时起到中枢作用，脑干则负责呼吸、血液循环等人类生存必不可少的功能。

路易小体大量聚集的情况也会在帕金森病患者的大脑中出现，因此路易小体痴呆的症状与帕金森病相似：手脚发抖、动作迟缓、肌肉僵硬、难以保持平衡等。患者很容易摔倒。

这种认知症的最大特点是患者会出现幻视，比如会说家里有虫子或陌生人。虽然周围人看不见，但毕竟患者本人能看见，所以不要马上否定、嘲弄，而要认真听患者说话，这点很重要。

因为很多路易小体痴呆的患者在早期阶段并没有记忆问题，而是出现幻视，所以许多人不认为这是认知症的表现。毕竟说到认知症，大家最强烈的印象就是记忆问题。然而要注意，认知症的症状并不都一样。

顺带一提，证实路易小体痴呆存在的是日本的精神科医生小阪宪司。1976 年，一位认知症患者的大脑皮层中被发现有路易小体，这种病也由此为世人所知。

让人社交能力下降的认知症

我还想谈谈另一种代表性认知症——额颞痴呆。

额颞痴呆是一种由于大脑额叶、颞叶萎缩，供血减少而引发症状的认知症。额叶负责思想、情感的控制与判断，与人格、理性行为、社会能力等关系很大。颞叶负责语言理解、听觉和味觉，与记忆、情绪有关。额叶和颞叶都在大脑中发挥着极其重要的作用，所以它们的功能衰退会对人产生巨大影响。

额颞痴呆的症状包括出现人格变化、做出不合常识的行为等。曾有一人偷东西被抓住，在调查其作案动机时发现此人就患有额颞痴呆。患者由于缺乏社交性而常挑起事端。如果大众不能理解这种认知症的特征，患者本人和家人都会非常痛苦。除了无法控制自己、重复同样的动作外，有些患者还会出现情感钝化，比如无法与他人共情、无法移情等。这类认知症的患者多在 65 岁以下。

有的认知症可以治愈

以前认知症的定义里包含“无法治愈”这一条，但现在我们知道，在有些情况下，有的认知症可以治疗，病人可以恢复健康。所以，我下面会从定义岔开一点。

目前还没有能治疗认知症的药物，所以也许有人认为早发现也没用，只会徒增绝望。在医疗现场和患者口中，的确都能听到“早发现，早绝望”的说法。然而，像正常颅压脑积水[1]这类可以治愈的病症，越早发现就能越早开始治疗。

此外，早发现还能让我们为可能到来的记忆力减退做好准备，想清楚今后要怎么生活，并准备好各项事宜。我知道很多人会恐惧，会讳疾忌医，但我还是建议大家早点去看病。

还有，认知症的确诊很难，有时会被误诊为抑郁症或者精神错乱类的谵妄。老年人因为基础疾病多，经常要开药、吃药，药物副作用也可能引发类似认知症的症状。哪怕是为了避免因误诊而导致治疗方案错误，大家也应该在疑似症状出现后，尽早去看一下有关认知症的专科医生。

1　正常颅压脑积水是脑室内积聚的液体（脑脊液）压迫周围大脑组织、导致神经细胞受损而引发的认知症。症状是做什么事都提不起精神，注意力和记忆力减退，行走困难，像得了帕金森病一样步幅狭窄、步态不稳，频繁尿失禁。可通过手术使脑脊液流出脑室进行治疗。——作者注

轻度认知障碍

也许有人会对我说:“我觉得你不是认知症，应该是轻度认知障碍（MCI）。”

MCI 这个词的出现频率越来越高了，它是“Mild Cognitive Impairment”的首字母缩写，医学界称之为“轻度认知障碍”，指的是介于健康和认知症之间的状态——虽然还不至于影响日常生活，但认知能力已经下降。据统计，2012 年日本的老年认知症患者有 462 万人，MCI 患者有 400 万人。

MCI 这个概念是在何时由何人首先提出，已很难考证。但这个概念的确立，要归功于美国梅奥诊所的 R.C. 彼得森等人在 1999 年发表的论文。

在 MCI 阶段，患者即使出现健忘和理解力下降的情况，也还是可以正常生活。所以没必要因为确诊 MCI 而垂头丧气，重要的是持续关注病情发展。

认知症的最主要病因

认知症的最主要病因是高龄，即随着年龄增长患病率越来越高。70 岁出头的人群患病率在 3% 左右，85 岁到 90 岁的人群患病率就超过了 40%，90 岁以上的人群患病率在 60% 以上。

过了 80 岁以后，女性的患病率就会明显增高，其原因说法不同，也许是因为性激素，也许是因为抑郁倾向，都没有定论，要等未来的研究成果。

认知症的诊断过程

我相信很多人会有这样的困扰：感觉自己越来越健忘，怀疑自己得了认知症，但不知道该去哪儿看病，要做什么检查。负责认知症的科室有神经内科、精神科等，也有记忆门诊、健忘症门诊之类的地方。

诊断流程是怎样的呢？首先在问诊阶段，医生会问患者有什么症状、发病经过以及其他病史。为了确认患者是否得了认知症，以及进一步确认其发病程度，患者将接受认知功能测验和智力测验，常用的有我开发的长谷川量表和简易精神量表（Mini-Mental State Examination，MMSE，于长谷川量表发布一年后在美国发布）等，这项检查会考察患者对词语的记忆力和计算能力。

为了查看脑部情况，患者可能要接受电子计算机断层扫描（CT）、核磁共振成像等脑部形态方面的影像学检查，还有检查脑部血流量和代谢状况的单光子发射计算机断层成像术（SPECT）扫描、正电子发射断层成像术（PET）扫描等检查。必要时医生还会对病人做脑电图检查，或抽取脑脊液、脑髓液等。医生会综合以上检查的结果做出判断，得出结论。

认知症的诊断流程

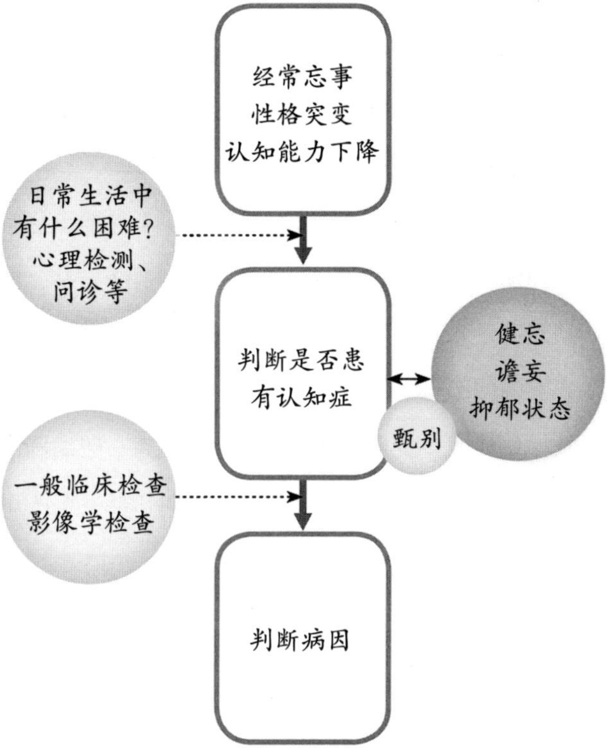

- 认知症的诊断分两个阶段：是否患有认知症和判断病因。两阶段的诊断手段各不相同，请见图中的虚线箭头。在判断是否患认知症时，一定要注意与普通的健忘、谵妄和抑郁状态区分开。

比“不得病”更重要的，是“让疾病来得晚一些”

年龄增长是认知症最大的致病因素，但谁都免不了变老。所以说到预防老年认知症，比起“不得病”，更重要的是“让疾病来得晚一些”。

当然也有些认知症（比如血管性痴呆）的要点是避免脑血管损伤，这就需要大家注意高血压、血脂异常、糖尿病、缺乏运动、高热量饮食、盐摄入过量、酒精摄入、吸烟等方面的问题。[iv]

虽然认知症多发病于高龄人群，但也有一些病例发生在 40 岁左右，65 岁以下发病的情况就叫作早发型认知症。

认知症初筛

当怀疑得了认知症时

长谷川量表是用于初筛认知症的认知功能检查工具，发布于 1974 年，修订于 1991 年。日本的医疗机构至今仍在使用 1991 年的修订版。

初版量表是我与井上胜也、守屋国光等人共同开发的，井上胜也先生现在是筑波大学名誉教授，守屋国光先生是桃山学院教育大学教授。修订版量表研发团队的核心人物是加藤伸司先生，他现在担任认知症照护研究与培训中心仙台分部主任。

初版量表共包含 11 个问题，涵盖从个人基本信息到常识、算术题等多种类型，例如“今天是几月几日星期几”“您的年龄是多少”等。当初设计题目时，考虑到接受检查的主要是老年人，所以答题用时不能太长，还考虑到视觉衰退的人群，所以要避免与视觉相关的检测。测试满分为 32.5 分，31 分以上为正常，30.5—22 分为正常与痴呆的分界线，21.5—10.5 分为准痴呆，10 分以下就可以判定是痴呆症了。

▶ 1974 年公布的长谷川量表

（1）今天是几月几日星期几？

（2）这儿是哪里？

（3）您的年龄是多少？

（4）最近发生的某件事已经过去多久了？

（5）您是在哪儿出生的？

（6）关东大地震发生在什么时候？

（7）一年有多少天？/ 一小时有多少分钟？

（8）日本首相叫什么名字？

（9）从 100 开始连续减 7，数字分别是多少？

（10）把数字逆序说一遍（请把 6—8—2，3—5—2—9 倒过来说一遍）

（11）记住五样东西（把牙刷、硬币、小刀、梳子、勺子依次展示给受测试者，然后收起东西，问对方看到了什么）

（满分 32.5 分。10 分以下为痴呆症）

随着时间推移，量表中一些问题的不合时宜之处也显现了出来。在研发修订版时，我们从初版本中删掉了以下5个问题：

> 最近发生的某件事已经过去多久了？
> 您是在哪儿出生的？
> 关东大地震发生在什么时候？
> 一年有多少天？/一小时有多少分钟？
> 日本首相叫什么名字？
> 为什么要删掉这五个问题呢？

“最近发生的某件事已经过去多久了”“您是在哪儿出生的”，这两个问题对于评估记忆障碍非常有效，但要确定患者的回答是否正确，就需要医生事先向患者身边的人询问。如果检查时患者没有家人陪同，事实就无法得到确认，因此在诊断独居患者时会很不方便。

“关东大地震发生在什么时候”，来看病的人如果没有这个知识储备，就肯定答不出来。

“一年有多少天”，哪怕病情较重的患者也能轻易回答，参考性比较低。

“日本首相的名字”，在与国外的诊断方法做比较研究时，这个问题就显得很不合适。

为检测患者说话的流畅性，修订版又追加了3个新问题。

此外，修订版的问题力求简洁，相较于初版本，质量和精确度都有所提高。考虑到检测对象不仅有日本人，还有其他国家的人，所以这些问题是全球通用的。

最终问题变成了9个。满分30分，得分在20分以下，即可被断定为疑似认知症。

▶ 1991年公布的修订版长谷川量表及打分方法

（1）您的年龄是?

（误差在两年以内都算正确，得1分）

（2）今天是哪一年的几月几日？星期几?

（答对年、月、日及星期数，各得1分，回答年份时用公历纪年或年号纪年都算正确）

（3）我们现在在哪里?

（不经提示自己回答，得2分；如果5秒内在“自己家”“医院”“医疗机构”中选出正确答案，得1分）

（4）跟着我说下面三个词，之后我还会再问您，请记好：

（以下两组选一组即可，在所选的组旁边打钩，每个复述正确的词得 1 分）

1　A 樱花　　B 猫　　C 电车

2　A 梅花　　B 狗　　C 汽车

（5）从 100 开始连续减 7，一直减下去，数字分别是多少？

（询问方式：100 减 7 是多少？再减 7 是多少？每答对一个得 1 分，如果第一个回答不正确，就终止询问）

（6）请把我接下来说的数字倒过来说一遍：

（6—8—2，3—5—2—9）

（如果第一组都说不出来，就终止询问，说对一组得 1 分）

（7）请把之前要您记住的词语再说一遍。

（不经提示自己回答，每说对一个词得 2 分；如果无法回答，在听到以下提示后给出正确答案，每说对一个词得 1 分）

A 植物　　B 动物　　C 交通工具

（8）接下来会让您看五样东西，之后我会把东西收起来，请您说说都有哪些。

（每说对一个物品得 1 分，一定要选互相没有关联的物品，比如手表、钥匙、香烟、钢笔、硬币等）

(9) 请您说出您所知道的蔬菜名字，越多越好。

(把回答的蔬菜名写在右栏里，如果中途停止或暂停了 10 秒以上，就停止询问，写出 5 个不得分，6 个得 1 分，7 个得 2 分，8 个得 3 分，9 个得 4 分，10 个得 5 分)

(满分 30 分，20 分以下即为疑似认知症)

研发修订版量表期间，我一直在国内国外不停奔波。如何在原版量表基础上增删内容，取舍间我犹豫了很久，花了相当长时间。就连与我一起开发量表的加藤伸司先生都多次催促我，让我赶紧定下来。一次，我受邀在某个研究会上演讲，主办者问我："听说'长谷川量表'要进行一些调整，是怎样的调整呢？"我当即回答："这可是商业机密。"惹得会场哄堂大笑。

如何使用长谷川量表

修订版量表里的 9 个问题，对于筛查认知症患者各有意义和作用，下面我就来详细说说。

问题 1 是问年龄，检查记忆。问题 2 是问日期，检查在日期、时间方面的知觉。问题 3 是问地点，检测在地点方面的知觉。问题 4 是把听到的三个词当场复述出来，检查短时记忆能力。问题 5 涉及数字计算，检测计算能力和注意力。问题 6 是把听到的数字倒序说一遍，检测记忆力和注意力。问题 7 把之前要求记住的词语再说一遍，检测延迟复述（延迟复述和当场复述不同，是指事后把话复述一遍）。问题 8 是先展示几样东西，再收起来，之后问展示过的东西有哪些，这检查的是识记能力（识记是记忆的第一阶段，是指记住经历过或学过的东西）。问题 9 是说出所知道的蔬菜名称，越多越好，这是在检测语言流畅性，也就是看患者能不能流畅地讲话，不磕磕绊绊。

说这么多，是为了让使用长谷川量表的医疗工作者们能知道为什么设计这些问题，每个问题分别有什么意义，这对于正确使用量表非常重要。

此话怎讲呢？以问题 5 为例，“从 100 开始连续减 7，一直减下去，数字分别是多少”。为什么选 7？因为用 3 当减数的话太小，用 5 的话又太容易计算，选 7 最为合适。我听说有的医疗工作者问患者这一题时，当患者回答“93”后他会这样问：“那93再减7等于多少？”这个问法是不对的，正确的问法是：“再继续减7等于多少？”因为如前面所说，这道题目检查的是计算能力和注意力，所以需要患者既记住93，又能做减法，也就是要同时做两件事。要知道，人一旦得了认知症，不仅注意力很难集中，注意力的分配也会出问题。像做饭、做家务这类需要同时多线作业的事情，比如一边煮粥一边烤鱼，对认知症患者来说就很难完成。这道题目的意义就在于此。

再比如，答不出“事后复述”这类题，是阿尔茨海默病的特征。尽可能多地说出蔬菜名字这一题，即使是认知症患者通常也能答出5个，所以虽说是为了考察语言表达的流畅性，但最终能说出几个也是很关键的。

总之，量表中的问题各有作用。我希望医务人员使用量表做检测时，能先充分理解设置问题的意义，再以此为基础开展工作。

以恭敬的态度面对患者

使用量表时还有很多需要特别注意的事项。

比如，不要忘了“恭敬的态度”。因为检测过程中难免会问到可能伤及患者自尊的问题，像简单的心算等，所以我希望医务人员能始终有礼貌，保持谨慎、恭敬。

还有，不能仅凭检查就断定患者是否得了认知症，或判断其患病程度，这是很危险的。因为受教育程度越高的人往往得分越高，认知能力正常的人在精力不济时也可能得分很低，因此检测结果并不完全准确，仅供参考。即使是总分相同的两位患者，扣分点也常常不同，所以还是要认真检查患者的回答内容。

除了量表，对认知症患者的检查还可以通过影像学和问诊来进行。

我还想说，认知症是一种生活障碍，所以通过患者的家属、护理人员等身边人了解其日常情况，再综合判断，这比任何检查都重要。

长谷川量表的故事

我为什么要开发长谷川量表呢？因为我的恩师新福尚武先生提了建议。

新福老师毕业于九州帝国大学（即现在的九州大学）医学院，原本供职于鸟取大学，1966 年被东京慈惠会医科大学（以下简称“慈惠医大”）聘为教授，并成为精神病理学和老年精神病学领域的权威。我原本主要专注于癫痫的诊断与治疗，直到新福老师来了以后才开始涉足老年精神病学领域。当时我正在慈惠医大精神科做负责医疗事务的管理和监督的医局长，所以经常和新福老师接触。

新福老师上任不久，便开始以东京都内的福利机构为中心，调查有多少人出现认知症症状，也是在那个时候他对我说：“长谷川，你的诊断不能一天一个样，你得定一个诊断标准。”

那是 1968 年，认知症的诊断环境与现在完全不同。那时，只要精神科医生在看病时说患者“痴呆了”，这就是盖棺论定的诊断结果。

我心想：哇！这可真是给我布置了个大难题！毕竟认知症是大脑内部出了问题，眼睛可看不到啊。尽管如此，我还是决心去开发一种简便的工具，让任何人都能用它来筛查认知症患者。

我想找找国外有什么参考资料，结果发现几乎没有。如今全球使用的简易精神量表是由美国的福尔斯坦夫妇开发的，它跟长谷川量表很像，但公布于 1975 年，比我们公布的量表晚了一年。

于是我很头疼，去找新福老师商量，结果他说："思考这个问题就是你的任务。"

我列出了一长串之前做精神科医生时对病人问过的问题。有的是个人信息，比如姓名、年龄等。还有一些问题，对成年人来说仿佛是在侮辱智商，比如简单的算数题，所以问过之后被人骂"你太过分了"也正常。我把这些问题都整理在一起，仔细筛选，然后就注意到了以下几点：

第一，如果希望体弱的老人也能回答，就要尽可能缩短检查时间。根据经验，能接受 30 分钟以上检查的老人少之又少。耗时太长的话，检查就会成为一种耐久力测试。于是，我们计划在 20 分钟内完成测试。

第二，和现在不同，当时很多患者的认知症是由脑梗死、脑出血等疾病引发的，而需要书写作答的问题并不适合手抖的人，所以要努力避免此类问题。

第三，视力差的老人很多，故而也得尽量避免与视力相关的检查。

第四，也是最重要的一点：这些问题必须是正常人能轻松回答，但认知症患者难以回答的，换言之，测试里的多数问题要温和。测试的目的，是甄别出连这种问题都难以回答的老人。

很多精神疾病的症状是难以量化的。比如，摇摇晃晃、走来走去（也叫“徘徊行为”）是精神疾病的一种症状，但它有多种可能的病因。如果把无法量化的问题和可以量化的问题放在一起，那打分就乱了，所以要删掉无法量化的东西。进行量化之后，除了答对得 1 分、答错不得分外，我又根据问题的难易程度加上了权重，结果满分就成了 32.5 分，出现了带小数点的数字，10 分以下则可以断定为认知症了。

这个量表是在毫无参照的情况下研发的，实话说我当时心里很没底。但后来发现，不管谁使用它进行检测，患者所得的分数都差不多，所以大家都称赞它“极其优秀”。

1974 年，初版量表完成后，我们将它发表在了专业杂志上。当时发表的论文题目是《关于老年痴呆诊断量表的一个讨论》，以长谷川和夫、井上胜也、守屋国光三人联名的方式提交。最初我还是有些忐忑的，但想到这份量表使用起来极其简便，有足够的可信度和有效性，且无论谁来操作都能得出几乎相同的结果，也就松了口气。由于要在各种场合公开讨论，我们就想最好给量表起个名字。

我离开慈惠医大后，先是到了当时刚成立的东京都老人综合研究所（即现在的东京都健康长寿医疗中心）任心理精神医学部的部长，之后于 1973 年到了圣玛丽安娜医科大学（以下简称“圣玛丽安娜医大”）。公布量表是在 1974 年，那时我已在圣玛丽安娜医大担任教授，但制作量表的想法是我在慈惠医大时由新福老师提出的，所以我想还是叫“慈惠医大痴呆诊断量表”比较好。但是，井上先生、守屋先生等一起开发量表的同行们却建议：“这是长谷川先生苦心斟酌出来的，就以‘长谷川’来命名吧。”于是它就被命名为“长谷川量表”。

2018 年，我和当初一起开发量表的井上先生、守屋先生相别十年后重逢，也聊到了关于量表名字的话题。据他们二人所说，因为量表是我在圣玛丽安娜医大时完成的，所以我当时提议叫“圣玛丽安娜量表”。可这个名字太长，且缩略后会变成“圣玛量表”，不好听，于是他们二人说，既然是长谷川先生做的，干脆就用“长谷川”命名吧，这才定了现在这个名字。可在我的印象里，我确实想过量表毕竟是在慈惠医大时经新福老师提议开始构思的，所以想叫“慈惠量表”。

不论怎样，它最终得名“长谷川”。

对了，能跟井上先生、守屋先生久别重逢，我真的非常高兴。我衷心感到：活得长真好啊。

我的恩师新福老师

我还想再讲讲我的恩师，也就是让我研发长谷川量表的新福老师。新福老师出生于鹿儿岛县。他不是个一板一眼的学者，倒像个不拘小节的运动员，因为尤其喜欢棒球。他刚来慈惠医大时，走路昂首挺胸，雄赳赳气昂昂，看上去仿佛要搞什么大事。医局的人都很害怕，不敢接近他，毕竟他讲话的口吻的确像发号施令，对待工作也异常严格。我也怕他，说实话刚开始甚至有点讨厌他。但我是医局长，必须得待在他身边，于是，我就成了他和医局工作人员之间的传话筒。

就连新福老师到东北地区的医院出诊时，我也陪着他。过程很苦，但我也真从他身上学到了很多东西。不过说是“学”，其实新福老师并没有手把手教过我，也从未指点我说“长谷川，你要这样那样”，我只是看着他的背影，偷学他的技巧和思想。

新福老师有一次在慈惠医大的所在地爱宕山（东京都港区）给当地群众演讲，那时我也在。演讲前，新福老师突然瞥了我一眼，那是我第一次在他脸上看到那样的表情：一种既不好意思又仿佛在苦笑的表情。因为是面向群众演讲，内容就不像平时给我们上课时那么高深，而是要让外行也能听懂，所以讲得深入浅出。大概老师觉得，让我这个弟子看到他这一面很害羞吧。看到那个难以形容的微笑时，我只觉得老师真的好亲切，不禁感叹，他可真是个好人啊！

我是被新福老师一手带起来的，对我来说，真正的恩师就是他。我之所以能在事业上有所成就，归根结底也是因为新福老师叫我去做长谷川量表。我衷心地感到，能遇到他我真是三生有幸！

得了认知症后我才明白的事

我多年来一直以医生或研究者的身份，跟认知症患者们打交道。我曾走访过东京都内的很多养老院，了解老人们有哪些精神障碍，还向全日本约 900 家养老院发放了问卷。此外，我还调查了全日本所有百岁以上老人的情况，调查老龄化对智力的影响，验证长谷川量表的有效性。[v]

1973 年春天，东京都方面提出要求，让我调查有多少居家的认知症老人。那时，我已决定去圣玛丽安娜医大做教授，但东京都老人综合研究所希望我在赴任前能去他们那里稍作停留，时间长短无妨，我便接受了邀请。在提出调查要求的前一年，作家有吉佐和子的小说《恍惚的人》[1]出版，并广受好评。也许是受此影响，议会方面便也想了解东京都内的相关情况。

---

1 《恍惚的人》于 1972 年出版，讲述了一位忙于照顾认知症公公的家庭主妇，借由她的照护者形象，揭露了福利政策缺失、把一切责任都丢给家庭的现状。这本书率先关注到刚步入老龄化的日本所面临的种种难题，强调认知症不仅是家庭问题，更是社会问题，因而广受好评，销量惊人。——作者注

我是1973年在圣玛丽安娜医大做教授后才开始实际调研的。我从东京都内65岁以上老人中随机选了5000位，这样先缩小一次受访者范围。最后，有将近600人成了调研对象。医生和心理专家们两两组队，带着发布前的长谷川量表、血压计，以及作为谢礼的床单等，前往每位受访者家中。

到了患者家，我才了解到真实情况。来医院看病的人，个个衣冠楚楚、表情严肃，但在家里情况就完全不同了。比如，在某个农户家，患者被塞进马厩旁的谷仓里，发出“哇”的声音。可这位患者精神抖擞，根本没到卧床不起的地步。这样的场景我见过不止一次。有些家庭会让卧床不起的患者自己待着，患者身边只有饭团，根本没有人照护。有些卧床的患者浑身冒汗，因为家人怕他们感冒，把被子捂得严严实实。我跟患者的家人说，房间里本来就有暖炉，这么热的话患者会脱水的，我说的话也没有起作用。还有一户人家把患者一人留在家里，那位患者在院子里走来走去，等待去工作的女儿回家，他的身边只有午饭和橘子。调研过程中，有些患者家属会哀求我们：“大夫，想想办法吧！真的太苦了！”

通过调研我看到了很多事，只在医院里工作是不可能知道这些的。正因为有了这段经历，我更切身地体会到居家照护和个别照护（这意味着要仔细观察不同人的状态，并据此提供相应帮助）有多重要。

当时，认知症患者的状况很悲惨。他们会被认为“没有用”，被当作“家族的耻辱”，在家里无人照管，甚至被单独隔离在房间里。如果家人不愿意在家照护，患者就会被送入精神病院或养老院。但由于这病没有治愈的希望，所以患者只能被绑住手脚，躺在床上。隔离、收容、捆绑——这就是那个时代。

如今，我自己也成了认知症患者。记得在圣玛丽安娜医大工作时，有一位前辈说：“只要你自己没得过这种病，你就不是真正的研究者，我不会承认你。”现在我可以对那位前辈说：“我这下算真正的研究者了。”

所以我要讲一讲自己得了认知症之后才真正明白的事情。

居家护理时

认知症患者的状态不是固定不变的

我从事认知症的临床和研究工作已有半个世纪，但有些事是我自己得了认知症后才知道的，这一章我就想讲讲这部分内容。我首先想讲的是“连续性”。

从出生开始，人生就是连续铺展的。所以就算得了认知症，人也不会突然性情大变，我还是那个一步步走到昨天的我自己。

人得了认知症后，状态并不固定，认知症状态跟正常状态是连着的。我早上起床时状态最好，这个状态可以持续到下午一点左右；过了下午一点我就会不知道自己在哪里、在干吗，然后感到越来越累，负荷越来越重，甚至可能出事；傍晚到夜里我虽然很疲劳，但因为晚上是吃饭、洗澡、睡觉这些固定流程，所以总能应付过去；等一觉醒来，第二天天亮，我就会恢复原样，脑子也清楚了。

这些都是我得了认知症后才亲身体会到的。认知症不是固定的，而是流动的。患者有时状态好，有时状态差，状态好时可以正常聊天，甚至可以商量事情。

当然人跟人不同，认知症的类型、症状的表现也不同，可能并非所有人都能像我这样。不过作为专科医生，我也曾以为人得了认知症后状态就是固定的、不会变化，我没想过居然会时好时坏。

认知症的情况千差万别，像我一样的病人是存在的。大家不要认为得了认知症就没救了、到头了，也不要把身边的患者一概说成“什么都弄不清楚的人”。

不要对认知症患者区别看待

人们对认知症的认识已经今非昔比，但认知症患者仍然可能被区别看待、被当作“那一类人”。那些认为自己是“这一类”的人会说“那一类”的人没法好好沟通，说了他们也听不懂。有时，这些伤人的话是当着认知症患者的面若无其事地说出来的。

这是不对的。认知症患者能听到你说的话，被侮辱和被戏弄时产生的不快与厌恶也会在他们脑海中烙下深深的印记。跟认知症患者说话时要注意礼貌，他们不言不语，未必是心里不清楚。

在成长的过程中，或者在长大成人后的职场和家庭里，每个人都或多或少体验过被忽视、被轻视的悲哀与痛苦吧。这些糟糕体验所带来的苦痛与悲伤，对认知症患者和普通人来说都是一样的。

希望大家在日常生活中做决定时不要丢开我们，不要孤立我们。

认知症患者需要你的耐心

与认知症患者接触时，一定要记得有耐心。

要耐心地给对方表达的权利。在跟认知症患者沟通时，有的人会一直单方面表达："咱们做这件事吧""咱们这样做吧"。这样一来，认知症患者就会感到困惑、糊涂，说不出自己想说的话。因为听到"咱们做这件事吧"的时候，患者就算本来有其他想做的事，也会无法继续思考。人是不该陷入这种境地的。所以，最好采用"今天想做什么""今天不想做什么"这种问法。

要耐心地等对方开口，认真聆听。不要觉得"这太浪费时间了，不行"。"听"意味着"等"，"等"就意味着愿意把自己的时间交给对方。认知症患者本就会因为表达困难而焦躁，不得不忍耐很多事情，所以如果大家能耐心等待、认真对待，患者也会感到更安心。

不要剥夺认知症患者做事情的权力

和认知症患者说话时不要太近也不要太远，距离1米左右等对方开口最好。视线也很重要，不要俯视也不要仰视，最好保持眼神水平交流。

简化生活环境也很重要。认知症患者最好别生活在复杂的环境中，越简单越好。越是重要的地方，越是要好记、好发现、好往返，比如厕所、卧室等。

认知症患者不擅长同时处理多件事情，一次接收过多信息就会糊涂，会加速疲劳。就算只说一件事，也要一点点地讲，说得简单易懂。向认知症患者传达信息时，用心程度不同，效果也会大相径庭。

还有，不要剥夺患者的社会角色，要把他们当成能做事的人。所谓“做事”，也不需要是做什么大事、难事，随便做点什么都行，擅长烹饪的就做饭，擅长木工就干木工。比如在患者集体生活的团体之家，如果做饭时需要削土豆皮，刚好又有擅长削土豆皮的患者，那么不妨就请他来削土豆皮。让一位认知症患者做他擅长的事情，既容易开口，也容易接受。再次提醒：做完事情后，不要忘了表达肯定。

有人会觉得，反正认知症患者什么都不懂，何必如此小心。我想再次强调，并非如此。人心都是肉长的，被欺负会受伤，被表扬会高兴。我最最希望大家牢记的就是，认知症患者和普通人一样都是人，都珍贵无比，是天地间独一无二、无可取代的。

笑的重要性

与认知症患者接触的一个要点是“笑”。

2004 年，国际阿尔茨海默病协会在京都召开了一次会议，我参与了组织工作。会上有一位先生坦承自己得了认知症（当时他用的词是“痴呆”），并强调了“笑”的重要性，还说他自己家里就常常回荡着笑声。当时，我怀疑他回家后的生活是否像在会议上说得那么好，于是跟他攀谈了几句。他对我说：“长谷川先生，随时欢迎您来我家坐坐。”过了一段时间，我打电话给他，表示想去他家聊聊。他爽快应允，我也立即前往了。

一般来说，夫妻在家都会直来直去地表达想法，也就难免会有摩擦。所以我想，他家里也不可能一直都和风细雨吧。结果还真猜错了。“长谷川先生来了呀，那咱们赶紧泡咖啡吧！”他们夫妻俩满脸笑容，互相说了几句话，接着又笑起来。看得出，这都是真实的，没有作假。

生活中笑是很重要的，只要脸上带笑，哪怕没什么好事，心情也会放松下来。当一个人得了认知症，负面情绪接踵而至，笑就更重要了。所以大家在与认知症患者接触时，请一定不要忘了面带笑容。

以人为本的照护

我们来说说“以人为本的照护”（Person-centered Care）这个话题。

前面也说过，在与认知症患者接触时，一定不要忘了每个人都是独一无二、与众不同、值得珍视的。哪怕寻遍全世界，与“我”这个人有同样经历、同样想法的人也再无第二个，这便是“我”的尊严所在。每个人都有尊严，认知症患者如此，普通人也如此，陌生人如此，熟悉的人也如此。人之所以为人，就是因为这份独一无二的尊严。

我遇到过形形色色的人，与他们的羁绊都深藏于心。我出生在爱知县的东春日井郡（即现在的春日井市），一直在任银行职员的父亲和慈祥的母亲身边长大。我的叔父是一名医生，在他的推荐下我读了野口英世的传记，并萌生了从医的想法。后来我考入慈惠医大，对脑科学和精神医学产生了兴趣。再之后，我开始从事与认知症相关的研究和临床工作，直到现在自己也得了认知症。正是这些经历塑造了现在的我，世界上也只有我才拥有这样的经历和这些与周围人的羁绊。虽然我得了认知症，但不能因此就说我经历的这一切不再重要。

英国有一位叫汤姆·基特伍德的心理学家，20 世纪 80 年代中期，他在大学教授心理学期间开始指导认知症研究，从此就迷上了这个领域。他被认为是认知症照护领域的先驱，以倡导“以人为本的照护”而闻名。

以人为本的照护，并不是患者说怎样就怎样，而是尊重患者的个性，站在对方的立场提供关怀。

2000 年，我成为老年痴呆照护研究与培训中心东京分部（即现在的认知症照护研究与培训中心东京分部）的负责人，这是一个研究认知症照护的机构。从此，在医疗领域之外，我又深入了照护领域。当时，对认知症患者的照护还在探索阶段，想找到能形成共识的理念和指导方针十分困难。偶然间，我读到了汤姆·基特伍德的著作《重新思考认知症》（*Dementia Reconsidered: The Person Comes First*），当即在心中大喊“就是它了”，并决心把这个观念推广到全日本。即使已经过了这么多年，我依然认为这个观念的重要性没有丝毫减弱。

“每个人都与众不同。”“每个人都应该被珍视。”“对认知症患者的关怀要以人为本。”这些话说起来简单，实际做起来很难，照护者们需要时刻提醒自己不能忘记。

关于“以人为本的照护”，有一个故事我非常喜欢，那是我还在圣玛丽安娜医大工作时，一位同事在某个专栏文章里讲到的。

有一个小男孩在公园里走路时摔倒，哭了起来。这时，一个 4 岁的小女孩跑了过去。正当人们以为小女孩会把小男孩扶起来时，她却在小男孩的身边也趴了下来，还对着他笑。于是，本来在哭的小男孩也跟着露出了笑脸。又过了一会儿，小女孩说：“起来吗？”小男孩“嗯”了一声就爬起来，然后两个人就手牵着手走了。

我觉得这个小女孩就代表了“以人为本的照护”的本质。面对摔倒哭泣的小男孩，她没有跑过去居高临下地伸手拉他，而是自己先躺在地上看向对方，这就意味着与需要照护的人目光平视。然后，她等待时机，让对方自己站起来。能靠自己的力量站起来，小男孩肯定很高兴。所以照护者不要随便帮忙，也不要过分帮忙，应该给对方足够的时间，尊重对方的自主性，同时试着邀请对方一起前进。

我希望，所有照护者都能像这个小女孩一样。

现在想想，当年我刚开始接触认知症时人们都不知道该怎么跟患者相处，不是直接把患者关起来就是用药稳定情绪。当然这些情况现在说不定也还有，但我还是感觉我们在照护方面有了很大进步。

不要哄骗认知症患者

我还想分享一条与患者接触时的心得，那就是“不要哄骗”。

我做医生时，有一个问题常常会被问到：“如果想让家人做认知症检查，怎么劝比较好？”虽然有人会用谎言骗家人做检查，但我反对这样，我本人也不会这么做。因为如果选择了说谎，被骗的一方会生气，而且之后对方也会选择说谎。当然，不了解认知症的人很容易觉得："反正他什么都不知道了，又没关系。"但实际上并非如此。一个人就算得了认知症，也还是能感觉到自己有没有被尊重，我也说过很多次，不要戴着有色眼镜看认知症患者，大家要正常地与他们相处。

我做检查时一贯要求患者和家人都在场，因为想避免患者过分焦虑，疑心家人背着自己，和医生商量怎么把自己弄去住院。可尽管如此，还是会遇到特殊情况，患者家属有些话确实没法当着患者说，这时我就会对患者说："请您去休息室等一会儿好吗？我们聊完就叫您，到时候也会把我们聊了什么告诉您。"

关于如何与患者相处，我从患者家属身上也学到了很多。认知症患者常常会反复问同一件事，有一次，我对一位男患者的家属说："夫人，您辛苦了。"对方却笑着回答："我家这位以前不太爱说话，现在却总追着我问同样的问题。这倒也不难，给同样的回答就行了。一想到夫妻间交流多了，得了认知症也不坏啊！"这番话令我印象非常深刻。

我跟认知症打了 50 年交道，真心感谢患者和家属们教会了我这么多。

日间照护和短期住宿

说到得了认知症后才明白的事，还有一条就是日间照护和短期住宿这两种照护措施的重要性。

患上认知症后，我也接受过日间照护，认识了很多护理人员。他们跟我聊天，帮我洗澡，这些都对我很有帮助。

之前，我一直都是站在医生的角度建议患者“请日间照护人员来帮忙吧”。现在，我站在患者的位置看到了很多不一样的东西。我对日间服务人员的工作态度尤为佩服。他们对每位老人都了如指掌，做任何事都会先打声招呼，老人离开后，他们还会细致地讨论。每当看到他们认真和老人沟通的情景，我就不禁感叹，这些日间服务机构可真是不错的地方。作为老人，我深切感到日本的照护建立在他们的努力之上，大家一定要好好利用这些服务。

2019 年，我在我家附近的付费养老院里第一次体验了短期住宿，一共三天两夜。

我家只有我和妻子两个人。虽然孩子们都很关心我，也总来帮忙，但考虑到万一妻子出了什么状况，得有备选方案，所以我们聊过短期住宿的事。那家付费养老院我去过两三次，在我公开自己得了认知症后，便有人来邀请我

“和入住者们聊聊吧”。因为我和那里的工作人员都见过，所以短期住宿时也就一点不觉得局促。

要说在那里的体验感，当然很棒，那里的工作人员也培训得很好。他们把我们安排得妥妥帖帖，至少我感觉如此，毕竟听到爽朗的招呼：“长谷川先生，吃饭啦！”“体操时间到啦！”任谁都会兴致勃勃地“想参加”，所以在这里我也感到了利用这些服务多么重要。

不过，只住了一晚就确实开始想家了，毕竟家里再怎么吵吵闹闹，充斥着电话铃、快递叫喊、邻居往来，却有生活的气息。

其实，日间服务我也有厌烦或不想去的时候，但一想到能给我夫人减轻一些负担，最终我还是会改变主意。

在医院里

医生要定期跟患者和家属见面

前面我一直在讲，面对认知症时，患者的家人应该考虑哪些问题，接下来我想谈谈医疗机构能做些什么。

1973 年我成为圣玛丽安娜医大的教授，第二年发表了长谷川量表。或许是因为这一点，全日本的认知症患者蜂拥到我们医院的门诊部。陪同患者前来的家属们都带着实际的烦恼："人明明就在家里，却总嚷嚷着要'回家'。""我不想再一遍一遍地对他说同样的话了，我该怎么办才好啊？"但说实话，这些问题很难在门诊部得到解决。

如果治疗无望，那对于患者和家属来说，医生和医疗机构都没有用。虽然这让人感到无力，但作为医生我总想做点什么，这个念头常在我心头萦绕。我不想止步于诊断病情、告知病名，而是想以医疗人员的身份继续做些我能做的事。

我问护士们要不要在医院里开展日间护理，作为门诊的延伸。她们当即回答："医生，咱们试试看吧！"我们是从 1983 年开始行动的，当时没有任何经验可参考，完全是摸着石头过河。

我们的做法是，每个星期三的白天接待七八位患者及他们的家人，几个月后再换下一批。我们给这个活动起名为“星期三见面会”。

举办见面会有两个目的。一是帮助患者延缓大脑退化。就算患者忘了时间、地点，但情感波动还是会留下些许痕迹，所以让患者接受各种刺激是很重要的。二是帮助患者的家人。照护真的非常苦，和工作人员聊聊天，能让这些患者的家人们稍感安心。我们也会针对具体症状，向他们普及医学知识，提供护理方面的建议。

在见面会活动上，我们会先为患者检查身体状况（比如量血压），之后在午饭前后组织唱歌、体操、保龄球等活动。玩保龄球规则简单，结果清晰，很受大家欢迎。很多患者记不起最近发生的事，但能记得以前的事，于是我们准备了很多以前的老物件，照片啊、沙包啊，让大家看着这些东西，回忆、畅聊，这就是所谓的“回忆法”。最后一天活动结束后，我们会进行复盘。

当然，大多数患者事后都会忘记这一天做过什么。但只要想起一件事，他们仍会开心地笑出来。

星期三见面会的房间里有过一面魔镜，从这边能看到那边，从那边却看不到这边。一开始，患者和自己的家属们到现场后怎么都不肯分开。我们就请家属全都到魔镜的一侧，观察镜子另一侧患者的表现。结果，家属们开始彼此攀谈起来：“你家老爷子状态不错呀！”“哎呀，怎么笑得那么开心？”此前，他们只看过自己家爷爷奶奶的状况，但通过与其他老人比较，他们产生了客观认识，心情也和缓了。这些发现都是魔镜带来的意外效果。

曾有一群参加过星期三见面会的人后来找到我，说他们结队去箱根泡温泉了。我问他们是否一切顺利，他们说：“多亏了您！之前我们都只敢在屋里泡，这次因为是大家一起去，可以轮流照看患者，所以每个人都泡上了露天的大温泉。晚上看着星星，泡在露天浴场里，真的好舒服啊。”

我们的日间护理，从最初的试错期开始，经过 13 个年头才落下帷幕。因为政府层面的很多行政措施已慢慢铺开，我们的使命也已经完成。日间护理让我和患者及家属们共享了烦恼、辛苦、悲伤以及希望，让我受益匪浅，这些是在诊室里没法领会到的。

不要被无力感打败

我深感医疗界在认知症面前的无力，却又渴望作为医生在这一领域尽量有点作为。在这个过程中，有一个人令我终生难忘。

他是一位来看门诊的患者，50 岁出头，疑似得了早发型阿尔茨海默病，自诉有剧烈的头痛。他有一双漂亮的大眼睛，给我留下了深刻印象。

据他夫人说，他是一名牧师，在礼拜时负责演奏风琴和钢琴，也指导圣歌演唱，在音乐方面造诣很深。然而最近在弹奏圣歌时，他会突然不知道自己弹到哪里，这种情况出现得越来越频繁。并且，开车时他也会突然觉得迷迷糊糊。

我是他的主治医生。当时市面上并没有针对认知症的药，所以看完病后我非常羞愧，被一种深深的无力感击中。最后，那位患者只能离开教会，回到故乡，而我所能做的只是为他写了一封给专科医生的介绍信。

大概 20 年后，一次偶然的机会，我见到了他的夫人，那时他已离世。据说，他生前发病十分严重，家人因此吃了不少苦。

他的夫人在书架上发现了写在五线谱上的笔记，并拿给我看：

“我不再有旋律，也没有和弦。”

“那美丽的心灵呀，我永远都不能再给它以悸动了吗？”

“各种旋律混在一起，我好像快疯了。”

纸上所写是痛苦的呐喊，是心灵的呻吟。看着这些文字，我怃然失语。我真的了解患者的感受吗？我被这一想法狠狠攥住了。看着五线谱上的文字，我再次坚定决心，无论如何都要把认知症的研究和治疗坚持下去。

认知症无法被治愈，从功利角度来说，把它作为专业方向是白费力气。在医生的世界里，能治病才有用，所以多数医生对老年医学和认知症都没兴趣。

但我想和认知症患者打交道，想帮助那些悲伤的、痛苦的人，我没法忘记跟那位患者同病的人们心中的呐喊。

五线谱上的笔记重新给了我面对认知症诊疗与照护的力量。

有效的药物

1989 年，日本忙于首次召开的国际老年精神医学会会议。同年，认知症药物（即治疗阿尔茨海默病的安理申[1]）临床试验也开始了，我作为临床研究者参与其中。

这次临床试验使用了安慰剂进行对比观察和评估。我们一度担心得不到预期结果，好在最终还是拿到了有效数据。

安理申这种药不能根治认知症，只能抑制症状发展，但我认为药物的出现本身就意义重大。我与认知症打交道从20世纪60年代后半期开始，直到这种药出现之前，一直没有针对阿尔茨海默病的特效药。

以前，由脑梗死和脑出血引起的认知症更常见。虽然也很棘手，但我们好歹想出了预防手段，可以减少脑梗死等疾病发生的可能性，有时加速大脑新陈代谢的药物也能间接产生效果。可面对阿尔茨海默病，我们却毫无办法。能诊断出来，接着就没有后续了，这让患者及其家属都很痛苦。作为医生，没有比这更让人沮丧的了。

所以，尽管安理申不算尽善尽美，但至少是有一定效果的药，我终于可以告诉患者："这种药可以抑制症状，咱们试试吧。""我们也会一起想办法，有想法就跟我说。"

1　安理申（通用名"盐酸多奈哌齐"），由当时在卫材筑波研究所的杉本八郎等人开发，1999年经厚生省（现厚生劳动省）批准上市。"安理申"已成为全球治疗阿尔茨海默病最常用的药物。——作者注

医生不能只诊断，最好有医疗手段，跟患者说“我们一起想办法”才是医生的本分，也是诊疗的一部分。[vi]

现在有了缓和症状、抑制病情发作的药，但能让人恢复到患病前状态的治疗类药物暂时还没有问世。有人会说，这还不简单，只要研发一种药物，能彻底清除引发认知症的物质就可以了。我想说，一方面这很难实现，更重要的是，如果只盯着这一目标去开发药物，恐怕还会出现意料之外的可怕副作用。与其让脑神经细胞过度疲劳而损坏，还不如接受现状。

当然，医学界一直以生产出没有任何副作用的药物为目标不断努力着。但我依然觉得，老老实实接受伴随衰老而来的认知症，以自己的方式生活，这一点非常重要。[vii]

认知症诊疗的“旧文化”与“新文化”

在医疗方面，对我影响最大的人是汤姆·基特伍德。我想在这里跟大家分享一些他的观点。

汤姆·基特伍德把“认知症是一种可怕的大脑疾病”这种以病为中心的观点称为“旧文化”，而认知症与照护方式息息相关的看法则涉及更全面地把握整个人格，这被他称为“新文化”。他呼吁公众，要重新审视以医学模型为基础的传统医学观念。他在 1997 年出版过一本著作，副标题是“the person comes first”，即“人是第一位的”。医生很容易被某种疾病或残障吸引其注意力，但无论如何，都要以人为本。准确的诊断和治疗固然非常重要，可过于以病为中心，就会偏离“治人”的初衷。

在认知症诊疗方面，基特伍德曾仔细观察过认知症患者。他强调，高质量照护能让患者状态更佳，也提出了让患者状态不佳、伤害患者尊严的行为，包括：把患者当孩子哄骗、不让患者做其能做的事、忽视怠慢、催促等。

铭记“旧文化”的弊端，在认知症治疗中更多地考虑到“人是第一位的”。作为医生，我的一生就是以此为目标、不断试错的过程。我觉得从事医疗工作的人都该将旧文化的弊端牢记在心，谨慎地对待诊疗工作。

我当医生的时候

从慈惠医大转到圣玛丽安娜医大工作之初，我觉得要想让这所大学达到庆应、慈惠的水准，得花很大的力气才行。那时的我一直沉浸在这种想法里，非常拼命。

我早上7点左右从家里出发，自己开车，大概7点50分到学校，然后就去病房。那个时间点，夜班护士们正在交代每个病人的情况，比如哪个病人早上很兴奋，哪个病人正在隔离病房，我也就跟着一起听到了。因此，我比其他任何医生都更了解病房的情况。

有一次我正在讲课，一名学生战战兢兢地钻进教室。那时上课已有一会儿了，于是我大声呵斥："你怎么回事？！"他被我的气势吓了一跳，当场落荒而逃，我竟然也追了出去。人们都觉得我非常严厉，所以我走在走廊里，学生们会互相使眼色，仿佛在说："长谷川来了。"可话说回来，我不是只知道训斥，别人做得好，我也会大力表扬。

圣玛丽安娜医大就像我的战场，我在那里得到了锻炼，提高了实力。直到现在，每当来到圣玛利安娜医大，我都非常感怀，简直想坐在校园里一直发呆。

▸ 由记者猪熊律子整理补充：

五岛志津在长谷川和夫先生开创日间护理那段时间担任圣玛丽安娜医大精神科病房负责人，如今是认知症护理顾问，从事认知症护理的指导、咨询、演讲和志愿活动等工作，他曾这样评价长谷川：

"长谷川医生就像他自己说的那样，在医生们面前严厉又可怕，但对我们护士和病人都很好，总是能理解我们。

“曾有一位患有认知症的高龄老人，住院期间整天嚷嚷着：‘我40天没吃饭了！’‘你们要饿死我！’我们被冤枉不让他吃饭，也很为难，就和他一起在日历上写下：‘我吃过饭了。’可他回过头又非说那是我们护士写的，他不相信我们。长谷川医生见状便说：‘这里写着吃过了。’那位患者就想，这是一位厉害医生说的，不会有错，就相信了。当然，我们护士会有点不甘心，但长谷川医生的威严对患者来说确实有帮助。

“还有一次在门诊，有位病人怎么也不肯吃药。看到家属毫无办法，长谷川医生就在胶带上写下：‘先吃饭后吃药，长谷川。’并把胶带交给病人家属。饭后，家人把胶带递给患者，患者看到上面的字后就利索地把药吃了。

“长谷川医生对患者和家属总是很亲切，很热情，所以大家都很信任他。除了节假日和参加学术会议的时间，他每天早上都会去病房跟所有住院患者打招呼，这是他的习惯。”

给社会公众

认知症患者能开车吗

前面说过，人得了认知症后忘事很快，做过什么自己也不确定，实在不便。不过我发现，只要自己骗骗自己，告诉自己没事儿，尤其在别人面前装出没事儿的样子，那就真的会没事儿。努力让自己放轻松一点，这并不是坏事。

不过，有一件事是绝对不能做的：开车。这件事最好放弃，毕竟出事故伤了人就不得了了。

我特别喜欢车，以前总是开车，年轻时在美国开，回日本后去大学医院上下班也开。我的第一辆车是丰田，后来换了奔驰。一向不奢侈的我对妻子说："就这一次嘛。"妻子也就同意我买了。但到了 80 岁，有一次我开车出门时把车身刮了。我想，这可不行，太危险了，于是立刻放弃了驾驶这件事。为了防止自己事后恋恋不舍，再去买小型车，我毅然决然地交回了驾照。

有时候我也想，驾照毕竟还能当身份证用，交回去是不是有点没必要？可要是真有驾照在手，我早晚有一天肯定还会想开车。现在的我，能步行去的地方就步行，不过因为摔倒的次数也越来越多，现在出门我几乎都靠出租车。

用绘本普及认知症知识

我认为，从小形成对认知症的深刻理解非常重要，所以一直想创作认知症相关内容的绘本。我希望孩子们能认识到，认知症不可怕，就算得了认知症，你的爷爷奶奶还是你的爷爷奶奶。

我看过一本美国的绘本，名字是《爷爷不认识我了》（*Grandpa doesn't know it's me*），1986 年在美国出版，1990 年在日本出版，日文版书名是《不要忘记，爷爷》。这本书讲述了一位身患认知症的老爷爷和一个女孩间的故事，这个女孩相当于他的孙女。当时我正在圣玛丽安娜医大做教授，还为这本书的日文版写过介绍文章。书里写道："对痴呆老人来说，与家人的温暖交流才是绝对不可缺少的养料。"

读完这本书后我想：真好啊，什么时候我也要做一本。后来我真的创作了一本，讲了一位患有认知症的老奶奶和一个孙辈男孩间的故事。故事中的老奶奶住在男孩家附近，总是笑眯眯地迎接他，让他吃自家园子里种的蔬菜和水果，男孩也特别喜欢老奶奶。然而这位老奶奶却得了"忘掉各种事的病"，不仅忘了和男孩一起去买书包的约定，还总是迷路。

我这本绘本的书名叫《没关系哒，我的老奶奶》，在2018年10月顺利出版了。负责绘画的是画家池田元英。书中的图画是用和纸的拼贴画做法创作的，颜色非常绚烂，画面中的毛毛虫和螳螂栩栩如生，仿佛随时会动。这本绘本适合小学低年级学生，也能读给学龄前儿童听。

多对认知症患者说“没关系的”

我创作绘本时也加进了自己家里发生过的事。

以前，我住得离岳父母家很近。一天晚上，我和妻子带小女儿一起去岳父母家吃饭，当时已经得了阿尔茨海默病的岳父说：“请问你们是谁啊？我不知道你们是谁。”看着他惶惶不安的样子，我和妻子都很震惊，我们没想到他的病情已经发展到这个地步了，当下面面相觑。我该怎么办？该怎么回答？正当我犹豫不决时，小女儿开了口：“外公，看来你好像不认识我们了。不过我们都认得你，所以没关系，你不用怕。”

听她这么说，岳父一下子安下心来。

这种时候，我们绝不可以说：“为什么你不认识我们？”“你在说什么呀？清醒一点好不好？”这样只会让对方更糊涂，加剧他的不安情绪。

顺便一提，一个人得了认知症后，周围人很容易对他出言训斥，或是摆出哄小孩的架势。那态度，就仿佛患者换了个人一样。然而在患者本人看来，自己和以前没什么两样，自己所处的世界从过去到现在也从未有过什么变化。虽说一个人得了认知症后确实很容易犯错，但没得认知症的人也难免犯错，只因得了认知症就被无视、轻蔑，仿佛突然间失去了人格，这非常伤人，也很不公平。

我希望孩子们能发自内心地感受到：认知症患者不是可怕的家伙，他们和我们在同一个世界里，一起快乐地生活着。其实不只是孩子，我希望成年人读到绘本后也能加深自己对认知症的理解。

邻里关怀最重要

谈到认知症患者的照护问题，“邻里关怀”这个词经常被提到。我认为这一点非常重要，因为有没有邻里关怀，对我们的安全感影响极大。

就说我吧，得了认知症后，我更加感受到邻里关怀有多重要。有一次，我横穿马路时摔倒在路中间，当即有两位男士停下车把我扶到安全的地方，之后又有一位女士走过来说“我认识他，他就住在我家附近”，还把我送回了家。

我的脸撞到了地面，搞得满身是血。尽管没觉得有多疼，但看起来受伤还挺严重的。那位女士把我送到家后特地跟我妻子讲了前因后果，直到那时我才完全平静了下来。

我想，这就是邻里关怀。整个社区都守望着我，并在必要时伸出援手。我真切地感到，邻里关怀就是大家怀着对彼此的珍视缔结有温度的纽带，过好每一天。

有人说，少子化和老龄化让每个人与家人和邻居之间的纽带变得单薄了，这一点很值得我们注意。

拒绝污名化

我想再讲一讲，我参与的将“痴呆症”改称为“认知症”的社会改革。

随着老龄化加剧，认知症患者数量增加，培养护理人员越来越重要。东京、仙台、大府（爱知县）三个地方都设立了老年痴呆照护研究与培训中心，我也在 2000 年成了东京分部的负责人，开始培训那些将来会成为这一领域领军人物的学生。2004 年春天，三家分部的负责人聚在一起，大府分部的负责人对“痴呆”这个词提出了质疑。那时，无论在医疗现场还是在行政用语中，人们都觉得“痴呆”这样的讲法无可非议。但当我们想开展认知症的预防工作时，日本公众却说：“讲得真难听啊，我可不想参加这么有侮辱性的活动。”

尽管我们在说这个词时丝毫没有歧视的意思，但别人听起来还是会觉得过分，所以必须得想点办法。于是，三家分部的负责人联名签署了请愿书，提交给厚生劳动大臣。请愿书送达后，一个讨论“痴呆”替代用词的委员会成立，我是委员之一。2004 年 6 月，委员会召开了第一次会议。

我们心目中理想的用词，需要让日本一般公众容易理解，又不会让人觉得不悦或受到侮辱。我们也向公众征集了看法，收到超过 6000 份意见，可见公众对此事颇为关心。

委员会向公众意见募集的结果如下[1]：

第一，在日常对话或行政用语中使用“痴呆”一词时，56.2% 的人会感到不快或轻蔑，36.8% 的人不会。

1　以下相关数据均出自日本厚生劳动省官方网站上公布的《“痴呆症”更名研讨会报告书》（2004 年 12 月 24 日）。——译者注

第二，在医院等场所将“痴呆”一词作为诊断名称或疾病名称使用时，48.9%的人会感到不快或轻蔑，43.5%的人不会。

第三，针对6个候选词投票，按得票数多少排序分别是：“认知障碍”（1118人、22.6%），“认知症”（913人、18.4%），“记忆障碍”（674人、13.6%），“阿尔茨海默病”（567人、11.4%），“健忘症”（562人、11.3%），“记忆症”（370人、7.5%）。

经过调研，委员会认定“认知症”是最合适的词语，并于同年12月提交报告，陈述了以下理由：

首先，在意见征集中，虽然“认知障碍”得票最多，但和排第二的“认知症”的得票数差距不大，且在投票人自由填写的“其他意见”一栏中，包含“认知”二字的结果很多。所以可以认为，包含“认知”的词汇最受支持。

其次，“认知障碍”一词在精神医学领域已获得广泛使用，如将其作为新用词，恐怕会和“痴呆”的用法混在一起，导致混乱；而“认知症”是完全的新词，不会引起混乱。

再次，虽说日常用语、行政用语和医学用语也可以各不相同，但还是保持一致更好。而作为医学用语，“认知症”被使用的概率比“认知障碍”要高。

最后，“某某障碍”往往给人“症状已经固定”的印象，而对于痴呆症来说，虽然有的患者可以被治愈或症状能固定下来，但多数情况下病情是进行性的，症状并不固定。所以，“某某障碍”的说法可能名实不符。

委员会的报告还提到，不仅要广泛宣传变更用词，尽力消除误解和偏见也很有必要。

有人觉得最后确定的“认知症”这个词不像一个正常的日语词汇，还有人觉得这样决定太草率了，但在我看来“认知症”这个词足够好。“痴呆”是两个字，“认知障碍”是四个字，太长了，不如三个字简短易懂。既然是认知功能方面的障碍，那就叫“认知症”呗！这是我的想法。我也问过一些专科医生和教授，大家听后都说：“挺好的啊！”12 月月末，我们提交了报告，之后“认知症”这个词就迅速推广开来。

我给这个世界的遗嘱

别忘记身边美好的事物

我的一天通常以看日历开始，确认当天是几月、几号、星期几。不过最近半年，我经常连日历都忘了翻页，妻子问起时我都不知有几页没翻过了。

然后是早饭时间。我喜欢羊角面包，经常吃，也喜欢蛋包饭，当然这算不上传统的早饭。

接下来，我会去理发店。我每周去一次日间服务机构，有时康复中心的人也到我家来，还有些时候，我会自己去按摩。

一般来说，我上午状态还可以，但到了下午，大脑就会疲劳，变得迷迷糊糊。买东西的时候明明已经付过钱，我却不记得。有时我会说出本不打算说的话，事后想起来感到后悔。因为衰老和认知症，我常常会感到羞愧和沮丧。

距离我家步行 10 分钟左右有一家咖啡馆，装修得很时髦，深烘焙咖啡很好喝。从圣玛丽安娜医大退休后，我就常去那里。多数时候，我一天去两次。现在我越来越容易跌倒，去那里一趟也越来越困难。不过对我来说，去喝咖啡仍然是最棒的事。

去理发店是因为那家店以前开在圣玛丽安娜医大附近，后来搬到了我家附近，我知道后就经常过去了。在那里能跟很多人聊天，脑袋也能变清爽，那是一个我很乐意去的地方。

我喜欢看电影。年轻时忙忙碌碌的，几乎没空看电影，所以现在就抓紧时间看，外国电影和本国电影都看。我很感谢女儿帮我查附近电影院放什么电影，还陪我一起看。

我喜欢《漫长的告别》，山崎努演了一个认知症患者角色，非常棒。我看过《不存在于记忆中》，还跟女儿一起笑着说：这不就是我吗？最近看了讲凡·高的电影《永恒之门》，也很不错，只是最后十分钟我突然特别想上厕所，女儿只好脸色大变地推着轮椅出去，之后我们又急急忙忙赶回来，幸好赶上了结尾。

我也喜欢听音乐，最喜欢的是贝多芬的钢琴曲《悲怆》的第二乐章。我妻子是音大钢琴系出身，偶尔会弹给我听。那曲子真美，我已经跟妻子交代，在我的葬礼上，她要弹这首曲子。另外，我还喜欢画画。

说到家人，我很珍惜与他们在一起的时光。记得年轻时，我整日为工作奔波，跟家人共度的时间很少。为了与家人保持密切联系，我会在孩子们生日时，用航空件给他们寄写着“生日快乐”的贺卡，哪怕有时会晚上几天。有一次，13 岁的大女儿给我寄了一封回信。那是一张画了漫画形象的贺卡，打开后里面写着：“爸爸加油！爸爸必胜！爸爸别灰心！爸爸坚持到底！爸爸奔跑吧！”我特别高兴，受到了巨大的鼓舞，直到现在我还珍藏着那张贺卡。当然了，最后还写了一句：“不要忘了带礼物哟！”

不管是音乐、绘画，还是与家人在一起的日常生活，只要碰触到美好的事物，心灵就会被刺激、被治愈、被满足。据说，即使认知症的病情不断发展，喜怒哀乐的情感还是会保留到最后。以我自己得了认知症后的体会来看，也确实如此。所以，即使病情加重，我还是想尽可能观看、聆听和品味美好。

珍惜自己“命运的相遇”

我跟妻子瑞子的相识，就像命运安排好的一样。

我们两家住得近，是在学校里认识的，当时她还在读小学。那时的我绝对想不到她会成为我未来的妻子。

去美国留学前我们结婚了，婚礼在东京都内的一家酒店举行，由我的老师高良武久先生和他的妻子高良富做媒，高良夫人是一位非常有名的女政治家。结婚时我 31 岁，妻子瑞子 21 岁，她那时还是学生，正在武藏野音乐大学钢琴系读书。

婚后我去了美国旧金山，妻子则是在大学毕业后才过去，比我晚了半年。对于旧金山，我只记得金门大桥特别美。再之后，妻子肚子里有了大女儿，为了准备生产，她就提前回日本了。

我妻子意志坚定，做事认真，又很开朗。要说可怕也有点可怕，毕竟她手握经济大权，掌控着家里的一切。要是哪天我没像往常一样去咖啡店或是理发店，她就会到处找我。社区的居民们也很热心，会向我妻子通风报信，告诉她我已经回家去了。

我能有今天多亏了她，她真的非常了不起。

我的战场

我很喜欢书。夏目漱石是我以前就喜欢的作家，我有很多他的书，也读了很多遍，他的人物描写真是厉害。我最近在读《平家物语》，还有与牧师工作相关的书。我并不想当牧师，但关于人类罪恶的话题让我思考了很多。

我有一个多年来的习惯：但凡读过的书，我会在一个专门的笔记本上写下作者名、书名，以及自己的想法。不过最近半年来，这样的记录也越来越少了。

我的书房里堆满了书和材料，简直没地方下脚，以至于家里人总说我："发生地震了多危险啊！"可不管他们怎么说，这是我多年战斗的战场，不会轻易改变的。如果我想静静地思考点什么，或者想写点什么，还是这个地方最能让我沉下心来。

▸ 由记者猪熊律子整理补充：

长谷川和夫先生自家的书房里摆满了书，很多是精神科方面的专业书，也有小说、推理等领域的书。他有很多读书笔记，最新的一本读书笔记封面上写着："让阅读成为（最好的）朋友。"

在读濑户内寂听和池上彰著合著的《活到95岁会幸福吗？》（2017年，PHP研究所出版）时，他在读书笔记中这样写道："面对已度过95年壮阔人生的作家濑户内寂听，记者池上彰围绕'养老之心'对她进行了采访。我被那充满丰富人生经验、分量感十足的语言所感动。在业已迎来超老龄化社会的日本，长寿真的会幸福吗？我也过了米寿，现在走路也慢了，步幅也小了，一不小心就会摔倒。我还能动，还能听别人说话，但总是头晕，总是摇晃，必须得抓着点什么。拄着拐杖，我不知为何就会突然感到不舒服。接下来，这种状态会越来越严重，出问题的频率也会越来越高。这是我和检视自身的我之间无休止的战斗！它将继续下去。大概半年前，也可能是十个月前的某天，我一下子摔在了地上，但明明脚下没什么障碍物。我试图站起来，结果又摔倒了。太不可思议了！处于身体末端的手脚竟然不听大脑的指令，我的神经系统出了问题！这是我与另一个我的相克，或者说争斗，或者说不和。我的思想出现了裂痕。虽然我年轻时，偶尔也有过这种情况出现，但那时人生的背景是明朗的，可现在一切都已昏暗。活到95岁不一定是幸福。那是战斗！是痛苦！是烦恼！但信念，是每个人的救赎。"

病情再严重，也是有思维的

有一次我受邀参加演讲，有人问我：“既然得了认知症就什么都不知道了，那患者也就不怕死了吧？所以跟没得认知症的人相比，是不是反倒更轻松？”

那时我刚发现自己得了认知症。我是这么回答他的：“老实说，我不知道。但我认为，一个人即使得了很严重的认知症，在受到侵犯时也还是会感到厌恶，想到自己会从世界上消失时也会感到恐惧，这些心情都是存在的。”

据说，人到临死前都一直能听到声音，所以在将死之人身边，有些话还是不说为好。我听过一个故事，讲的是在母亲弥留之际，女儿来到她身边问候，旁边的人对这位母亲说，如果你听到了，就捏一下手，结果那位母亲就捏了捏手。

一个人即使不明白眼前所见的事物，也还是能听见声音，知道自己在说什么。我想认知症患者同样如此。

为变老做准备

活着就要变老，变老就是活着，也意味着走向死亡。为了做好变老的准备，早在 20 年前我就和妻子一起加入了“日本尊严死协会”，拒绝仅仅为了维持生命而进行的医疗行为。为了声明这点，我还做了一张卡片。直到现在，我也没改变观念，并且把这个想法告诉了孩子们。

活得久了就容易得认知症，所以我得这个病也没什么不自然的。只是既然还活着，我就想至少要为社会和别人做点什么。虽然身体越来越不灵便，但我还是希望在周围人的帮助下实现这个愿望。

我最大的愿望就是：希望大家能对认知症有正确的认识，不要觉得反正患者什么都不知道了，就对他们置之不理，也不要趁患者本人不在场就擅自替他们做主。希望大家更有耐心，要理解认知症患者做任何事都更需要时间，也希望大家能成为患者生活的助力。

在我看来，向大家宣传这些观念既是我的生存之道，也是我的向死之路。幸好我有来自家人和温暖社会的羁绊，对此我心怀感激。

我认为，人的体验是有温度的。比方说，今天朋友到家里来，我很高兴，一起聊天也很开心，这时就会感到温暖。当分别的时刻越来越近，当朋友说出“再见”，我就会感到难过，温度也降了下来。与人相见，温度就会上升，与人分别，感到寂寞，温度就会下降。正因如此，我想尽可能多地拥有温暖的体验，创造温暖的羁绊。

适度忍耐

在所谓“人生百年”的时代里，长寿的人越来越多了。

圣路加国际医院名誉院长日野原重明医生活到了105岁，曾有人问他：“您是怎么活这么久的？医生，告诉我们一些长寿的秘诀吧。”日野原医生先说了一些健康饮食方面的事情，比如一日三餐好好吃饭，不要吃太油腻、胆固醇太高的食物。接着他讲到了一点——忍耐。

最近我突然想到这件事。对我自己来说，得了认知症后，即使健忘得很厉害也必须忍耐。我想，日野原医生也有类似的感受吧。可如果他把这些告诉别人，医院的领导们可能会颇有微词，所以他就什么都不说，只是继续忍耐。

有时候我也感到疲惫，也想着差不多了、我受够了，反正路走不了，牙掉光了，想说的话说不明白，做各种事都不灵便。可终究，我还是咬紧牙关，振奋起来，活在当下。

我想这才是长寿者真正的样子。

内心的力量

很久之前的某天，我久违地去了一趟银座教会。那天见到不少老熟人，我很开心。我喜欢听圣歌，听到歌唱，我心里就会感到平静。

有人会因为得了认知症而一蹶不振，我几乎没有。死亡只有一次，而且不能回头，如果不深思这类问题，人就会走入绝境。如果人生在世只是为了赚钱奔走，死前一定会感到惊慌。

无论如何，希望大家在自己的精神生活中培养一些内在的力量。

芥川龙之介《蜘蛛丝》告诉我的

芥川龙之介有一篇小说叫《蜘蛛丝》。小说的主人公看见一只蜘蛛，本打算踩死，后来放弃了。释迦牟尼佛见此情景，对落入地狱的他施以慈悲，垂下了一根长长的丝线。主人公感到幸运，抓住丝线开始从地狱往上爬。当他回头看去，发现很多罪人都跟在他身后爬上了丝线。“不行不行，这样会断的，你们快滚下去。”话音刚落，丝线便从他的手中断开，他也就此跌回了地狱。

我很早以前就开始思考死亡这个话题。我有心脏病，为防止发作一直随身带着药，所以我也常会想到死亡。对我来说，认知症似乎能缓和我对死的恐惧，我甚至觉得，或许认知症是上天为了减轻我对死的恐惧而准备的。毕竟，死真的很可怕，死了就完了，一片漆黑，一无所有。这么一想，我便觉得生如夏花。

当然，活的过程中也有痛苦，我过往的人生中就有很多让我痛苦得想死的事，比如战争、双亲离世，还有工作上的事……但不管怎么说，活着还是很棒的。即使有艰辛，有痛苦，但没有不破晓的夜。夜晚过后，太阳总会升起。

也正是因为还活着，我才能像这样通过书与大家交流。我真切地意识到，自己要珍惜活着的“当下”。

曾经的努力和现在的梦想

开发长谷川量表之后，我和认知症产生了密切联系。其实，我原本的专业方向是癫痫和临床脑电波学。

1953 年，我从慈惠医大毕业后，进入该大学的精神神经科，学习森田疗法[1]和脑电波学。慈惠医大的高良武久先生曾是森田老师的学生，他身边聚集了很多为社恐等病所苦的患者。高良武久先生现已过世，他在世时常说："就是因为你想逃离恐惧，才导致了问题。重要的是，你要如其本然地接受你的症状，不要引发激烈冲突。"年轻时学到的森田疗法，对现在的我影响很大。

学习了森田疗法和脑电波学后，我成为精神科医生。那时我读到一篇关于某留美医生的报道，便也动了留学的念头。

我努力通过考试，以实习医生的身份去美国进修了两年。从日本出发时是1956年夏天，我用了两个礼拜乘船经夏威夷抵达旧金山，再乘车抵达华盛顿特区。那还是1美元相当于360日元的时代。

那时我在美国确实学到很多东西，但留学也真的很苦，最苦最难的就是语言问题。在日本时我已经拼命学英语了，可到了圣伊丽莎白医院，还是会不理解患者表

---

1 森田疗法是精神科医生、慈惠医大教授森田正马（1874—1938）于1920年前后研发的针对神经疾病（如焦虑症等）的精神疗法。该疗法并不刻意去消除和控制焦虑或恐惧，而是将其看作一种自然的情绪，让患者如其本然地接受，该做什么就照常做什么，以期实现自我。——作者注

达的意思，护士说话我也听不懂，只有比较熟悉的医生讲话我才能明白。这太痛苦了，要是一直这样的话我可干不下去。于是到了第三个月，我就去找导师谈话。我跟他说："因为语言不通，我想放弃了。我是精神科医生，听不懂别人讲话我就什么都干不了。不如我还是回日本吧。"我的导师说："人与人间的沟通并不仅限于语言，还有不依赖语言的交流方法，也就是'非语言沟通'，你再坚持一下吧。"他还鼓励我说："又没有任何人来投诉你啦，你做得挺棒的。"

是吗？那就再干一段时间看看吧。我听从导师的建议，又努力了一下。慢慢地，我能弄懂患者的意思了，沟通变得畅快起来。那段经历告诉我，人与人的交流方式多种多样，比如轻轻搂肩、眼神交汇。这类超越语言的交流，尤其能促进形成深厚的信赖感，实现心灵的接触。与认知症患者交流时，非语言沟通同样有用。

美国有很多我喜欢的地方，尤其是美国人能清楚地表达观点，把话说得很直白，这种沟通方式也在我之后的人生中发挥了巨大作用。

我在美国总共留学两年，最后半年在马里兰州巴尔的摩的约翰·霍普金斯大学医院。我在那里学习脑外科，接受了临床脑电波方面的培训，系统学习了相关知识。借助连接在头皮上的电极和脑电图仪，大脑的电位变化被实时记录下来。亲眼看到大脑运作，我感到既震撼又兴奋。我想，在诊断癫痫和脑癌等疾病时，这种技术无疑将发挥巨大作用，于是我便如饥似渴地投入学习中。

留学结束后，我回到了慈惠医大精神病科。又过了两年，我再次前往美国留学，在加州大学旧金山分校附属医院当客座讲师，进行脑电图诊断方面的研究。两年结束，我再次回日本，回到慈惠医大，成为精神神经科讲师，开始了癫痫的研究与治疗。之后，我认识了前文介绍过的人生导师新福尚武先生。

以上就是我进入认知症诊疗和研究领域的经历。

2019 年 9 月，我的下牙突然掉了三颗。我的牙龈似乎很弱，有一颗右面的上牙也在某次摔倒时磕掉了。虽说不疼，但吃饭时总归不方便。还有，每个月大概有三次，我的心脏会像被人攥住一样疼。这么看来，最后的日子应该是慢慢近了，我差不多也该走了。

不对，等一下，把我推回去，我还有事没做完呢。

现在，我还想再做些什么呢——那就是在全日本范围内指导认知症护理人才的后续培训。

在认知症照护研究与培训中心东京分部，有现场传授认知症照护方法的指导者养成培训。培训结束后，成为指导者的人们会奔赴关东、九州等地，同样向现场的照护人员传授认知症照护的基础知识。这当然非常好，不过在我看来，已经成为指导者的他们，也需要一套后续跟进的系统。各个领域的医生在参加过学术会议后，都会继续参加培训讲座来补充知识。相比之下，护理领域后续的跟进工作就很薄弱。

认知症治疗、照护方面的技术和知识日新月异，新药也会问世。我希望有更多机构将这些新技术、新知识当面传授给大家。我想做这件事，这或许也是我最后的工作了。

认知症患者的合唱团

2019 年 11 月，我去了一趟十分想念的圣玛丽安娜医大，此行的目的是观看门诊（这里指圣玛丽安娜医大医院认知症［老年精神疾病］治疗研究中心）患者及其家属们的大合唱演出。这是一个名为“弗洛伊德回响”的团体，成立已至少15年。

当天，包括患者家属和工作人员在内，舞台上一共站了15个人，我听了《野玫瑰》《胧月夜》《抬头看夜晚的星星》等10首曲子，唱得都非常好。其中《埴生之宿》和《荒城之月》是二声部合唱。唱歌本身就是一件有益的事情，医学上也有“音乐疗法”这种方式。我让陪同的女儿帮我指着乐谱，一边看一边哼唱了起来。

之后，我见到了以前做教授时带过的研究生，心中很是怀念他们。想到当年把他们吓得不轻，我对他们说：“当时不好意思啊。”之后，还见到了将来会当医生的20岁出头的年轻人，还有年轻的护士们，他们都很开心。还有人说“终于见到您了”，说着说着流下眼泪，我也不由得落下泪来。这次会面让我更有力量，也更想继续努力了。

两年后的诊断

我是在 2017 年接受认知症检查的，2019 年 11 月又做了一次复诊。

我不知自己该不该接受复诊。女儿问我要不要去，妻子认为既然已经诊断出是认知症了，就不用一次又一次地接受检查。我当然也有这种想法，不过还是打算接受所有项目的检查，包括 MRI。

要问为什么，那是因为可能某些方面会有所好转。

神经心理检查中有一项测试是让患者画时钟，比方说，医生先让我在纸上画 3 点 15 分的图形，等画完后，再让我画 2 点 45 分的图形。得了认知症后，画这种图形会很难，因为没法准确画出指针的位置。可我总觉得，这次复查我能很好地完成该项测试，当然实际怎样还得检查后才知道。

认知症并不会随着年龄增长越来越严重，有些方面也会有所好转。大脑实在是很神秘，可以自动修补神经细胞受损的地方。皮肤细胞几周就会更换一遍，大脑的神经细胞不会更换，而是持续一生。也就是说，我们打出生起就在使用自己的一套认知系统，像我这套，就已经用了 90

年。这么一想，可真是太了不起了。说到底，关于认知症我们还有很多未解之谜。这么一想我便很期待去做复查了。

那么复查的结果如何呢？从结论来说，可以观察到海马体萎缩、记忆力和判断力的下降，不过整体来看，病情发展非常缓慢，可能这就是我这种认知症的特点。我本以为可以完成得很好的时钟绘制测试并没有做，所以我也不知道自己究竟能不能做好。总之，真是个困难又让人疲惫的检查。

一段时间内我应该不会再接受检查了，因为没时间。我有很多事想做，有很多事必须做，还有很多想说的话。为我做检查的是我最得意的弟子金井幸充，他现在是认知症专科医院的院长，是个厉害角色，时隔多年能跟他聊上一会儿我也非常高兴。

最后的告别

最近我感觉比以前好多了。虽然得认知症后我失去了很多，但世界也变大了。最早宣布自己患有认知症的克里斯汀·布莱登曾说："我将踏上回归'最自己'的旅程。"现在我也有了这种感觉。布莱登曾经走过的路，现在在我的脚下。

我现在想的是：明天要做的事，今天就开始着手。比方说你想写本书，那么今天就要写一篇，哪怕一两行也可以，总之先动手。全做完当然太勉强了，做一点就好。只要做一点，我们就把脚伸向了未来。比起无所事事地留在原地，未来更有希望，也更有乐趣。最重要的是，这样自己就可以放心了。

自己伸脚踏向的未来很快就会变成现在。现在是最重要的，因为过去做过的事都无法改变。其实，过去这种东西并不存在。过去就是现在，毕竟回忆过去、谈论过去的我们就在现在。所以请珍惜现在。再说一遍：生如夏花。怀着这样的想法，我愿在我能力范围内奉献社会和帮助他人，然后更好地接受只有一次的死亡，踏上我的旅程。

最后，虽则略显繁复，我还是想添笔一二。

自四五岁记事起，我就一直被家长、老师和其他成年人的赞扬与关爱环绕，同时也听到严厉的训斥与劝告，就这样历经小学、中学，直到20岁。后来我进入职场，从前辈、上司、教员等人身上也学到很多，不仅是工作方面，也包括个人生活。这充盈着灵性的引导后来愈加博大而有力，最重要的是，这是独属于个人的非常独特的力量。

全世界有数十亿人，却有独独为你设计、为你所在的社区提供的个性化指导，而这正是邻里关怀的精髓。这些都是唯你得享的充满恩典的宝物。

平凡生活就是上天的恩赐，处处皆是殊胜的灵性。我们要记得这一点，对静好的岁月心怀感激。

后记

“他就像痴呆症领域的长岛茂雄。”15 年前，一位熟悉医疗福利领域的前辈记者曾这样介绍长谷川和夫。那时，认知症还被称作“痴呆症”。那位前辈话里的意思是：长谷川先生像传奇棒球手长岛茂雄一样，不仅有实力，还有才华和幽默感。

那时候，作为认知症照护研究第一人，时任圣玛丽安娜医大理事长的长谷川先生常在各地演讲。他说：“等我上了年纪恐怕也会得认知症，到时候我会仔细观察自己，也会跟大家汇报。”

谁想当时的一句玩笑，如今成了现实。

据报道，美国前总统罗纳德·里根、英国前首相玛格丽特·撒切尔夫人这些名人，都在晚年得了认知症。如果老龄化继续发展，人的寿命继续延长，那么任何人都可能得认知症。然而，“得了认知症就完蛋了”的偏见和耻辱感没那么容易消除。

为了解决这些问题，近十年来我一直在想：有没有可能找个有影响力的人，主动告诉公众得了认知症后会看到什么、有什么感受呢？然而，得了认知症后，后天获得的全部认知能力都会逐渐丧失，可以想象，公开承认此事的阻力有多大。况且，就算本人同意，大多数情况下家人、朋友也会出于谨慎而不赞同。

但长谷川先生做得却那么自然。

“有件事可能在这个场合说（对主办方来讲）不太合适——其实我也得了认知症。”

那时他正以专科医生的身份在演讲，语气那么淡定、随和，自然得仿佛可以左耳进右耳出似的。好不容易遇到这样一个人，我不能就这么放过。于是，为了获得更多信息，我决然地向他提出了采访请求，他则温和地微笑着对我说“好啊”。

其实在提出采访前，我也不是没犹豫过，也担心要是惹他不快或让他觉得讨厌可怎么办。但长谷川先生以前说过的话一直在我耳边。于是，“长谷川先生肯定能理解”的想法油然而生，在背后推了我一把。

采访就这样开始了。我的第一篇报道是《2017 年的想法：精神科医生长谷川和夫》，刊登在 2017 年 11 月 16 日的《读卖新闻·晨报》上。从 2018 年 8 月 11 日至 9 月 12 日，我的报道被收录于《读卖新闻·晨报》之专栏《时代的证人》。《时代的证人》是《读卖新闻》从 2003 年开始并持续至今的专栏，此前的采访对象都是能象征时代的各界人士，以认知症确诊患者为报道对象还是第一次。另外，2019 年 8 月 18 日的《读卖新闻·晨报》上也刊登了一篇文章，题目是《公开病情两年后》。

主动公开患病的长谷川先生十分值得钦佩，而包容并配合采访的家属们同样让我肃然起敬。为了让大众看到他的真实生活，长谷川先生多次邀我进入他那号称“我的战场”的二楼书房，以及在他患病后挂上了日历牌的厨房。站在瑞子夫人的角度，我们的采访肯定给他们平添了很多麻烦，可她总是笑意盈盈地迎接我们，让人深切感到夫妻二人间的信任。他们家的三个孩子也很配合我们，尤其是大女儿玛丽，出了很多力。我想，如此温暖的家庭环境，对延缓长谷川先生的病情也有很大作用。

采访过程中，长谷川先生的很多话都震撼了我的内心。

比如他说过：“患上认知症并不意味着人会突然改变，我们所在的世界从古至今从未间断，我们自己也是从昨天连续地到了今天。”有的人一听说谁得了认知症，就会说一句：“那家伙傻掉了。”从此在心里筑起一堵墙，把自己和对方隔开。但是，即使得了认知症，人的个性（按长谷川先生的说法或许该叫灵性）并不会在一天之内突变。毋宁说，站在患者的角度，既然昨天的自己连着今天的自己，那么周围人不由分说地把今天的自己说成一个和昨天不同的人，这才奇怪呢。从患者本人嘴里听到这种看法，我瞬间领悟了很多。

“没得认知症的人也会犯错。”这句话也让我印象深刻。一旦得了认知症，不知为何，人们就爱用训孩子的口吻说：“你怎么又那么干了？”可即便没得认知症，人在生活中也会犯错、失败、说错话。人们可以包容普通人的失误，却不能容忍认知症患者，这显然不合理。如果居高临下地命令“不许这样”，或者一边大包大揽、一边念叨“你没了我简直不行”，即使没有恶意，患者听了肯定也会感觉很不舒服。

“认知症的本质是生活障碍。”这句话让我有很深的共鸣，特别是长谷川先生并非从照护角度而是以医生的身份说出，就尤其有分量。

长谷川先生还在采访中谈到了对药物的担忧：“研制出能根治认知症的药物当然极好，但也得注意不要引发意料之外的可怕副作用。”听了这句话，我最初感到很惊讶，曾经主持过认知症药物研发的长谷川先生居然谈起了药物的局限性和对它的担忧。但我很快明白，正是因为他做过临床研究，这些话才会脱口而出。长谷川先生并非否定药物开发，而是主张在充分考虑各种情况（包括副作用）的基础上进行开发。另外，在开发出有效的治疗药物之前，"'得了认知症也没关系'的心灵关怀，尤其是邻里间的关怀，才是最重要的"，我对此完全认同。

正如长谷川先生所说，如果认知症是生活障碍，那么患者身边的人，乃至全社会，就要有消除障碍的智慧，并为此努力。在这个过程中，核心理念便是长谷川先生最重视的"以人为本的照护"。

同样是认知症患者，仅仅因为家人和环境不同，有的人会成为"麻烦分子"，有的人会成为"虽然跟普通人相比有点奇怪，但个性得到尊重的人"。认知症患者就像一面镜子，反映出周围人和社会的宽容程度。

或许会有看完整本书的读者表示怀疑："长谷川先生能表达这么多内容，肯定是没有患上认知症吧？"

不只是长谷川先生，如今越来越多的认知症患者都能自己发声。如果写得太有条理，或者表现得和普通人差不多，人们就会说："他才没痴呆呢。""是诊断出错了吧？"

我以前采访认知症患者时也怀疑过，眼前这个人真的得了认知症吗？然而，会不会是根深蒂固的成见才让我们认为一旦得了认知症，人就会什么都不懂、言行古怪呢？

认知症是一个统称，每种类型的症状都不一样。一说到认知症，人们最先想到的就是健忘，可有的患者直到病程最后阶段，记忆力都还不错，反而是幻视这类看似与认知功能毫不相干的症状更明显。另外，有的人善于表达自我，有的人这方面能力就差一些。再者，认知症的早期症状较轻，此时患者通常都能自主表达，如今认知症的早期诊断飞速发展，很多人确诊时都是处于这个阶段。

如果不了解这些，我们就会永远被“得了认知症就等于什么都不懂”的观念束缚。

长谷川先生常常讲出让人印象深刻的观点，但在采访中，他也会偶尔将话题拐向奇怪的方向，或者说出难以理解的话。当然了，即使不是认知症患者，也可能会这样。而且，就算他暂时跑题了，如果耐心听下去，话题还是会兜一圈再绕回来的。这时我就会想：他就是想这样表达吧。

因为没时间就打断对方，因为听不懂就放弃理解，这样做都很容易。通过对长谷川先生的采访，我意识到这些做法是非常粗鲁的。长谷川先生说：“希望大家认真听认知症患者讲话。听就是等待，等待就是给他们时间。”如果注意沟通方法，即使患者的病情发展到不能说话，甚至连表情都看不懂的程度，我相信也还是可以“进行心灵交流”。

如今，认知症不仅是日本面临的问题，也是全世界都在关注的课题，各国面临的挑战有很多共同之处。如何培养护工人才、提高护理质量？如何解决医疗费和护理费不断增长的问题？目前认知症的发病和症状发展机制尚不清楚，要如何进行治疗和预防？如何在患者难以进行金融交易的时候，保护并合理使用其资产？如何建立一套系统来避免患者遭受欺诈和恶意营销的伤害？如何建设一个居民不需要开车外出也能满足购物等方面需求的社区？如何建立一套患者在投票和择业时不被剥夺权益的制度？临终医疗和生活方面的决策该由谁来做出？如是种种，需要思考的问题很多，各国都在反复试错中制定并推进政策。

在思考这些问题的同时，也要纠正大众对认知症的刻板印象，促进社会观念变革。其中最重要的就是倾听患者的声音，要与他们一同思考。

日本曾通过建立以全民医保为基础的社会保障制度，实现了长寿社会。为了让长寿者的生活更安全、更安心，我们还需要想出更多办法。

如何才能按自己的想法活到最后，离开世界？生活在长寿时代的我们，在考虑理想的生活方式和社会形态时，不禁希望“认知症领域的长岛茂雄”所留下的话语能继续发挥作用。

在撰写本书和新闻报道的过程中，我得到了很多人的协助，难以一一列出所有人名，在此一并表示感谢。东京都立松泽医院院长斋藤正彦先生，和日本国立长寿医疗研究中心遗忘中心联合系统室长堀部贤太郎先生，对我格外关照，我特此表示衷心感谢。

猪熊律子

《读卖新闻》东京本社编辑委员

附录

1. 日本的认知症相关政策

“新橙色计划”

日本厚生劳动省 2003 年发布报告《2015 年的老年人护理》，不仅提到此前针对卧床老人的政策，还强调了要重视包括认知症在内的各种精神障碍的相关政策。2015 年，在力争构建综合社区照护体系的过程中，为了建设尊重认知症患者意愿、尽量让其在熟悉的环境中继续个性化生活的社会，有关部门制定了认知症措施推进综合战略，即“新橙色计划”。

新橙色计划包含七项要点：

（1）普及相关知识，提高公众对认知症的认识；

（2）根据患者情况，提供适时、适当的医疗和护理支持；

（3）加强针对早发型认知症的措施；

（4）加强对认知症护理人员的支持；

（5）促进老年人（包括认知症患者在内）友好社区的建设；

（6）支持对认知症预防、诊断、治疗、康复模型、长期照护模型等方面的研究、开发及其成果的推广；

（7）重视认知症患者及其家属的立场。

其中，“重视认知症患者及其家属的立场”被视为推进计划的每项要点时都应秉承的基本理念。

2019 年，日本政府公布了旨在推进认知症相关措施的大纲，以“共生”和“预防”为两大支柱，以期构筑一个以人为本的社会。为确保该措施有效实施，执政党还在 2019 年的例行国会上提交了《认知症基本法》法案。建设一个认知症患者也能安心生活的社会不仅是日本的问题，更是在不断加深的老龄化面前，全球各国共同的课题。

护理保险制度和成年监护制度

2000 年 4 月，护理保险制度开始实施，成为仅次于养老保险、医疗保险的公共社会保险制度。在“护理社会化”的口号下，原本主要依靠家庭的养老事业获得了整个社会的支持。国民自 40 岁起开始缴纳护理保险费，原则上 65 岁以上且被认定需要护理即可享受服务。该保险提供特殊护理养老院这样的机构服务，也提供上门护理这样的家庭辅助类服务。其中，集体家庭服务是让少数患者能在家庭的氛围中生活，被视为认知症护理的王牌。

2000 年 4 月，参加该保险的有 149 万人，2018 年 4 月，这一数字增加到 474 万人。长期护理保险已成为老年护理不可或缺的一部分。

成年监护制度也同步启动。成年监护制度是指对于因患有认知症、智力障碍、精神障碍等疾病而导致判断力不足的人，由监护人保护其财产和权利，并提供生活帮助的制度。

日间照护和短期住宿

在护理保险中，日间照护被称为“居家护理”，老人可以在白天接受帮助就餐、洗澡、功能训练等护理服务。此外还有一种“日托康复”，指的是老人为了维持或恢复身体功能而接受的康复治疗。

短期住宿是指老人短期进入福利院接受照护，一般发生在老人接受居家养老服务的过程中，当护理人员因婚丧嫁娶等事宜不得不离开或者需要休假时。护理保险中提供的服务包括两类：一是“短期生活照护”，即老人短期进入福利机构接受洗澡、排泄、饮食等方面的护理和日常生活护理；二是“短期疗养照护”，即老人短期进入医疗机构，在护理及医学管理下接受洗澡、排泄、饮食等方面的护理和功能训练。此外，还有不在护理保险范围内、由付费养老院提供的短期住宿。

认知症友好社区

提到认知症，人们马上会想到医疗和照护，但其实，要考虑的问题远不止这些，还包括住房、交通、工作、塑造人生价值、防止欺诈等经济类损害、金钱管理、财产保护、人权维护等。

近年来，为了让认知症患者能安心生活，日本很多地方提出打造认知症患者友好社区或友好城市，有些地方政府在与民间组织合作的过程中逐渐形成当地模式。比如：

有些地方制定了认知症相关条例（和歌山县御坊市等），有些地方创设了认知症患者发生事故时的援助办法（神户市等），还有些地方形成了居民共同照护患者的约定（福冈县大牟田市等）。为了考察建造认知症患者友好社区过程中公私合作的合理方案，还有人完成了《关于认知症施策中公私合作优秀案例的调查研究报告》（2018 财年老年人健康计划促进费等补贴老年人健康促进计划）。

“认知症与机动车驾驶”相关政策

日本 2017 年 3 月施行的《道路交通修正法》规定：75 岁以上的驾照持有人在更新驾照时，如果在认知功能检查中被判定为“可能患有认知症”，就有义务接受医生诊断；如果在诊断中，医生诊断其患有认知症，驾照就会被吊销或停止使用。此前，即使持有人被判为“可能患有认知症”，只要没违反交通规则、没发生事故，就仍可以继续驾驶。

日本警察厅表示，2018 年，在接受认知功能检查的 2165349 名 75 岁以上的老年司机中，有 54786 人被判定为“可能患有认知症”，占 2.5%。如果把“可能有认知功能下降”的人也算上，则有约27%。

另外，2018年引发死亡事故的75岁以上高龄司机有460人。在事故发生前接受“认知功能检查”的414人中，有20人（4.8%）被判定为“可能患有认知症”，184人（44.4%）被判定为“可能有认知功能下降”。

随着高龄司机事故频发，自愿交还驾照的人也越来越多。但在公交、地铁等公共交通设施较少的地区，如果不能开车，购物、看病等日常生活需求可能会受到影响。所以当务之急是建设不开车也能便利生活的城市。

也有意见认为，仅仅因认知症就一律禁止驾车并不妥当。有人认为应该引进“附有限定条件的驾驶执照”，即根据行为能力限定司机驾驶的车辆、驾车的区域和道路等。针对这些观点，日本政府正在考虑引进限定驾照政策，限定驾照持有人只能驾驶“安全驾驶辅助车”，这种辅助车带有自动刹车功能，并加装了错踩油门时能抑制加速的装置。

（由记者猪熊律子提供）

2. 日本参与的认知症领域国际合作

认知症患者家属会成立

我在圣玛丽安娜医大做门诊工作时，有好多认知症患者来看病。那时我开始意识到，如果社会和政府不认真对待认知症这个问题，后果会很严重。

1980 年，家属会在京都成立了，最初叫“痴呆老人相关家属会”（也就是现在的“认知症患者及家属会”，设有本部和东京分部）。那时我经常参加国外的学术会议，看到很多国家都让家属会代表与专科医生组队参会，可唯独日本没有，于是把情况告诉了京都的家属会。从那以后，我就和家属会有了联系。

在 20 世纪 70、80 年代，要是家里有人得了认知症，一般没人会往外说，对附近的邻居那更是绝对不能说的。我觉得，这对患者本人乃至家属都很残忍。没有药物治疗，没有医疗手段，甚至连照护的方法也搞不清楚，这就是那个时代的状况。

筹办国际老年精神病学学会会议

1973 年，我成为圣玛丽安娜医大的教授，之后就开始频繁出席国际会议和国外的学术会议。

1985 年我去瑞士参加会议，那次会议的主题之一就是讨论国际老年精神病学会第四次国际会议的举办地。在很多国家毛遂自荐之后，一位德国学者出了声："还没在亚洲办过呢，要不要在日本办？"突然间，我就被点名了。

"啊，这可如何是好？"当时日本还没有老年精神病方面的学会，这种情况下，能承办国际会议吗？我犹豫了。但如果此时拒绝，下一次再轮到日本还不知道要等到什么时候。

"好啊。"我当即回答。

于是，举办地就定在日本了。

重头戏这才开始。回到日本后，我立刻联系了大阪大学的西村健老师，并向他请教："这下得在日本创设学会了，您觉得如何？"西村老师说："这是必须做的事情。"我仿佛瞬间得到了百万天兵之力。于是，我以研究会的形式设立了日本老年精神病学会，召开了第一次会议，完善了举办国际会议的制度。

我是大会的负责人。其实，直到开会前一刻，我还在担心究竟世界会有多少学者愿意来日本这个异域岛国，会议究竟能不能顺利举行。没想到国外的著名精神科医生们陆续都来了，在总计 750 位参会者中，海外参会者竟占了三四成。这次大会能成功，多亏了这些到场的学者们，他们让这场在日本举办的会议充满意义。

特别是，研发了简易精神量表的美国学者福尔斯坦先生也来到了日本，这进一步加深了我们之间的友谊。

这场日本精神医学史上首次召开的国际会议，一时间成为话题。这次会议之所以能够顺利召开，决定性原因就是人与人间的联系。这件事让我切身感受到了羁绊、运气和决断的重要性。

京都国际会议

2004 年是令人难忘的一年，因为认知症这个名称确定下来了，国际阿尔茨海默病协会第二十次国际会议也于 10 月在京都召开。

在为期三天的会议中，令我印象最为深刻的是一些认知症患者纷纷登台，公开讲述自己的故事。这非常了不起。从隔离、收容、拘留的时代开始，我们终于走到了这一步。

我还记得当时登台演讲的越智俊二，他来自福冈，当时 57 岁。“我是 10 年前开始忘事的。得了这个病，我很不甘心。如果能有药治好这个病，我很想回去工作，我想回报我的妻子这么多年来的辛苦。”言及此处，整个会场爆发出热烈的掌声。

认知症传达患者心声的先驱者、住在澳大利亚的克里斯汀·布莱登也和丈夫保罗一起来到了日本。她在会议上大声疾呼：“请不要在我们不在场的情况下为我们做决定。”

▸ 由记者猪熊律子整理补充：

1995 年，46 岁的澳大利亚政府高官克里斯汀被诊断患有认知症。在绝望中，她呼吁认知症患者也该获得人们的尊重，拥有自己的尊严，她的努力在一定程度上改变了世人对认知症的看法。长谷川和夫曾在采访中这样描述布莱登：

“她的两本书已被翻译成日文，第一本是《我会变成谁》，几年后，第二本《我会变成我》也被翻译出版。从日文书名可以看出，写第一本书时她很害怕自我会逐渐消失。

“从脑科学角度来说，负责认知功能的脑区位于大脑表层，这部分储存了父母的言传身教、学校的培养、社会的教育等长年输入的信息，在这个‘认知脑’下是负责喜怒哀乐的‘感情脑’，再往下是人的核心，是集合了人性的脑区。

“认知症会导致最上层的‘认知脑’功能丧失，接下来是‘感情脑’的损坏。布莱登很快就出现了感情崩溃，她惊恐地不知道自己将要去哪里。但当她写第二本书时，这种担忧消失了。她改变了看法，认为自己会拥有只属于自己的大脑，‘我想踏上回归最自己的旅程’，她写道：‘请助我一臂之力。’我认为所谓心灵关怀，就是对一个人内心最深处、最像他的地方、他的存在本身给予支持。要不是因为从事认知症及其护理的工作，我想我不会注意到这种存在的重要性。”

把日本的经验带向海外

如今，会有印度尼西亚人或菲律宾人来日本学习护理技术。学习期间，他们必须记住一些难写的字，可是他们回国后，这些字又毫无用处。那何不反过来，从日本派熟悉护理和照护的人出国，结合当地风土人情提供指导？虽然日本有日本的护理方法，但如果能在通用方法的基础上因地制宜，一定大有助益。

与日本相比，东南亚的老龄化速度更快，情况非常恶劣。据说在东南亚的某些地方，甚至有床位超过 1000 张的大型照护机构。在这种大型机构，很容易出现日本以前那种隔离、拘禁的情况，这是非常不幸的。我希望日本能把先进的措施和技术传给他们，这也是一种国际贡献。

比如，福冈县的大牟田市已经开始建设让认知症患者安心生活的社区，这种超越照护、与患者同行的关怀方式正在悄然流行。再如，在护理保险推出前，日本就有一种民间人士开创的“宅老所”，可以让少数患者像在家一样生活。还有“群体家庭”“小规模多机能型居宅照护”等进行家庭式照护的服务，以及尊重每位患者个性和生活节奏的“个别照护”思想，都逐渐流行了起来。

每个国家的老龄化都在加剧，认知症已成全球性课题。我认为在这方面，日本可以给其他国家提供很多帮助。

（由长谷川和夫提供）

尾注

[i]

据日本厚生劳动省统计，2018 年日本人的平均寿命是男性 81.25 岁、女性 87.32 岁，均创历史新高。平均寿命指的是当年出生的新生儿平均能活到的预期年龄。纵观整个平成时代（1989—2019 年），男女平均寿命都增加了 5 岁。据预测，今后平均寿命仍会增加。按日本未来推算人口（以 2017 年的推算结果）看，到 2025 年，男性平均寿命为 81.89 岁，女性为 88.21 岁，其中女性尤为长寿，估计到 2045 年，女性的平均寿命将达到 90.03 岁。

另据厚生劳动省研究小组的调研，截至 2012 年，日本患有认知症的老年人约有 462 万人，65 岁以上人口的患病率约为 15%，相当于每 7 个人里就有一个认知症患者。这个数字会随着老龄化程度的加深而增加，预计到 2025 年，患有认知症的老人将达到约 700 万人，65 岁以上人口的患病率约为 20%，也就是 5 个人里就有一个认知症患者。

世界卫生组织的统计数据则显示，截至2015年，全世界约有5000万人患认知症。到2030年，这个数字将增加至8200万，2050年将是1.52亿。另外，2015年全球与认知症相关的护理费、医疗费等“社会性支出”约为8180亿美元，约占全球GDP的1%。据估计，这个数字2030年将达到每年20000亿美元。

长寿化让“人生百年时代”这个词开始流行。这个概念最初是英国伦敦商学院的琳达·格拉顿和安德鲁·斯科特两位教授提出的。他们认为，长寿化已经是全球性问题，所以有必要制定与以往不同的人生规划。在活到百岁理所当然的社会中，“学习、工作、度过余生”这种通常的三段式人生规划将不再以年龄划分，人生的选项将变得多样化、复线化，比如工作后重新学习等。他们的著作《百岁人生：长寿时代的生活和工作》(*THE 100-YEAR LIFE——Living and Working in an Age of Longevity*)[1]已在全球各国拥有无数读者。

1　简体中文版2018年由中信出版社出版。——译者注

[ii]

认知症最具代表性的定义是世界卫生组织在《国际疾病分类》第10版（*ICD-10*）中提出的，即：一种通常由慢性或进行性脑部疾病引起的综合征，涉及记忆、思维、定向、理解、计算、学习、语言和判断等多种高级脑功能障碍。

另，日本的《护理保险法》第五条第二款中对认知症有如下定义：由脑血管疾病、阿尔茨海默病等引起脑部器质性改变，导致记忆功能和其他认知功能下降，以至于影响日常生活的状态。日本的行政部门多使用此定义。

[iii]

认知症的类型

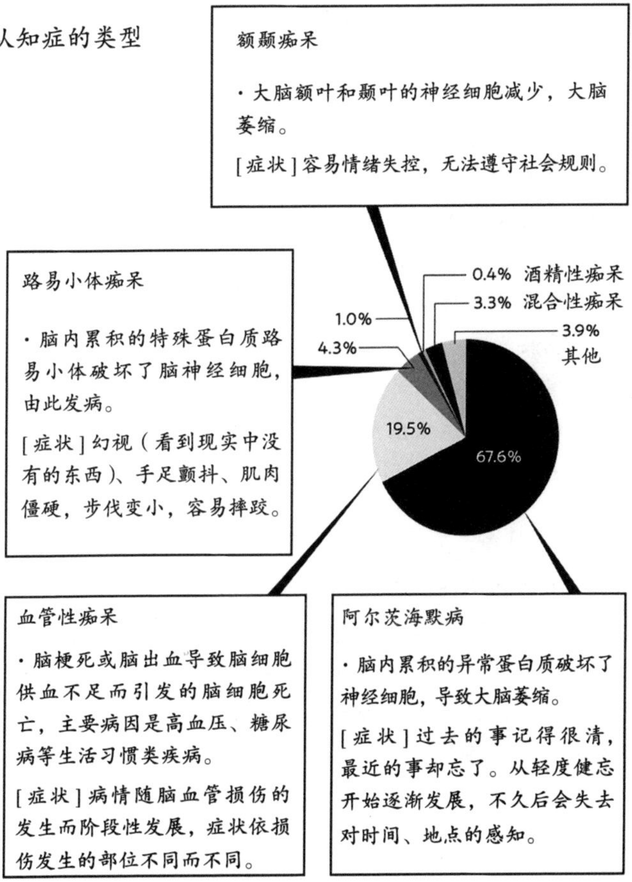

出处：根据厚生劳动省资料制作，数据引用自《城市认知症患病率和认知症生活障碍之应对》（2013年5月）及《关于认知症老人独立生活能力II级以上的统计数字》（2012年8月）。

引发认知症和相关症状的主要疾病、病变

1. 中枢神经系统退行性疾病

（1）阿尔茨海默病

（2）额颞痴呆

（3）路易小体痴呆 / 帕金森病

（4）进行性核上性麻痹

（5）皮质基底核变性

（6）亨廷顿病

（7）嗜银颗粒病

（8）神经元纤维缠结型老年期痴呆

（9）其他

2. 血管性痴呆

（1）多发梗塞性痴呆

（2）关键部位梗死性痴呆

（3）小血管病变引发的血管性痴呆

（4）低灌注性血管性痴呆

（5）出血性痴呆

（6）慢性硬膜下血肿

（7）其他

3. 脑肿瘤

（1）脑转移瘤

（2）原发性脑瘤

（3）癌性脑膜炎

4. 正常颅压脑积水

5. 头部外伤

6. 缺氧性脑病

7. 神经感染

(1) 急性病毒性脑炎（单纯疱疹性脑炎、流行性乙型脑炎等）

(2) 艾滋病

(3) 克罗伊茨费尔特 – 雅各布病

(4) 亚急性硬化性全脑炎、亚急性风疹全脑炎

(5) 进行性麻痹（神经梅毒）

(6) 急性化脓性脑膜炎

(7) 亚急性和慢性脑膜炎（结核、真菌性）

(8) 脑瘤

(9) 脑寄生虫

(10) 其他

8. 器官衰竭及相关疾病

(1) 肾功能衰竭、透析性脑病

(2) 肝功能衰竭、门体静脉分流

(3) 慢性心力衰竭

(4) 慢性呼吸衰竭

(5) 其他

9. 内分泌功能失调及相关疾病

（1）甲状腺功能减退症

（2）垂体功能减退症

（3）肾上腺皮质功能减退症

（4）甲状旁腺功能亢进或减退

（5）库欣综合征

（6）反复性低血糖

（7）其他

10. 缺乏症，成瘾性疾病，代谢性疾病

（1）酗酒

（2）马尔基亚法瓦－比尼亚米综合征

（3）一氧化碳中毒

（4）维生素 B1 缺乏症（韦尼克－科尔萨科夫综合征）

（5）维生素 B12 缺乏症、维生素 D 缺乏症、叶酸缺乏症

（6）烟酸缺乏症（糙皮病）

（7）药物依赖

（A）抗癌药（如 5- 氟尿嘧啶、甲氨蝶呤、地西他滨等）

（B）精神类药物（如苯二氮卓类抗抑郁药、抗精神病药等）

（C）抗菌药

（D）抗惊厥药

（8）金属（汞、锰、铅等）中毒

（9）威尔逊病

（10）迟发型尿素循环障碍

（11）其他

11. 脱髓鞘改变等自身免疫性疾病

（1）多发性硬化症

（2）急性播散性脑脊髓炎

（3）贝赫切特综合征

（4）舍格伦综合征

（5）其他

12. 累积性疾病

（1）迟发型脂质贮积病

（2）肾上腺皮质营养不良

（3）脑腱性黄瘤症

（4）神经元蜡样脂褐质沉积症

（5）糖尿病

（6）其他

出处：《认知症疾病诊断与治疗指南 2017》。

[iv]

2019年5月，世界卫生组织公布了降低认知症风险的首个指导方案。在没有根治药物的情况下，这份方案值得借鉴。该方案针对身体活动、戒烟、营养、酒精摄入、认知、社交活动、体重管理、高血压管理、糖尿病管理、血脂异常管理、抑郁症管理、听力损失管理这十二个方面，提出了一系列干预措施，还标注了每种具体措施的推荐等级。比如，正常人进行身体活动，吸烟者戒烟，这两条措施对于降低认知症和认知能力下降的风险来说是“强推荐”。

关于身体活动，该方案建议65岁以上的人每周至少进行150分钟中等强度的有氧运动，比如快步走或做家务。饮食方面，除了多吃鱼外，坚果、橄榄油和咖啡也能有效预防认知症。该方案不推荐维生素B、维生素E、不饱和脂肪酸等补剂，因为其对降低认知症风险的作用尚未得到证实。

[v]

在新福尚武、长谷川和夫、武内贞子三位老师所撰写的论文《全国（日本）养老院老人的精神医学实况调查》（1969

年，社会精神医学研究所纪要）中有这样的记述：

“据厚生省统计，日本60岁以上人口的比例，1955年为8.1%（724万人）,1965年为9.7%（952万人），今年（1969年）预计会增加到10.3%（1039万人），1985年将达到14%（1674万人），1995年将达到18%（2247万人），超过目前世界上老龄化趋势最明显的法国和英国。

“老龄人口的增加也向精神病学领域提出了重大挑战，即老龄化本身与文明进步带来的社会经济环境剧变相互作用，导致老年精神障碍患者增加，且今后这种情况会愈演愈烈。

“然而，我国（日本）关于老年精神障碍的调研极其缺乏，甚至全国（日本）范围内的实情调研几乎空白。这在很大程度上是因为，老年精神病学在精神医学领域里至今还是一块处女地，老年精神障碍的分类尚未确立，老年精神功能的判断结果也极易受到检测者的主观影响。”

[vi]

目前，日本可用于治疗认知症的药物（被列入保险的）有四种：盐酸多奈哌齐（商品名：安理申）、加兰他敏（商品名：Reminyl）、重酒石酸卡巴拉汀（商品名：艾斯能）、盐酸美金刚（商品名：易倍申）。盐酸多奈哌齐也有仿制药（散装药）。

大脑中有一种重要的神经递质叫乙酰胆碱，它在神经肌肉传递、自主神经调节和中枢神经功能中起核心作用。在阿尔茨海默病患者的大脑中，产生乙酰胆碱的细胞会逐渐减少，而盐酸多奈哌齐可以通过抑制乙酰胆碱分解来弥补乙酰胆碱数量的不足。

在盐酸多奈哌齐之后，具有同样功效的加兰他敏和利伐斯的明也被开发出来。这三种药物都可能产生胃肠的不良反应，另外，对于重酒石酸卡巴拉汀的贴剂来说，使用时还要注意粘贴部位的皮肤护理。

此外，大脑中还有一种可以使神经细胞兴奋的神经递质叫谷氨酸。神经细胞如果持续兴奋就可能死亡，盐酸美金刚能抑制谷氨酸作用，防止神经细胞兴奋而死亡，延缓病情发展，它的副作用有头晕等。

[vii]

除了血管性痴呆外，以阿尔茨海默病为代表的很多认知症，都是 β 淀粉样蛋白、Tau 蛋白等特定蛋白质在脑内异常积累、导致神经细胞死亡而引发的，因此曾有研究人员试图开发阻止特定蛋白质在脑中积累的药物。这看似有望，但由于效果不明显，相关研究已相继停止。[1]

由于认知症发病时，蛋白质积累已对大脑造成了严重损伤，所以一般认为，在大量神经细胞死亡后再对致病物质施加影响为时已晚。医学界的关注重心已转向了发病前服药是否有效。

对认知症病因的假设有不确定性，评估药物效果需要时间，药物试验需要大量志愿者……由于这一系列原因，彻底根治药的研发是很困难的。

（由记者猪熊律子提供）

1　目前针对脑内 β 淀粉样蛋白的药物卡伦奈单抗在包括中国在内的许多国家已获批使用。——译者注

1989年

组织第四届国际老年精神医学学会会议。

2004年

组织国际阿尔茨海默病协会第二十次国际会议，主导在全日本将“痴呆症”更名为“认知症”的工作。

2017年

向公众公开罹患认知症。

2019年

在《读卖新闻》记者猪熊律子的帮助下，完成本书。

2021年

于92岁高龄辞世。

长谷川和夫

脑神经学者，医师

认知症诊疗、护理和研究领域权威专家

1929 年

出生于日本爱知县。

1953 年

毕业于东京慈惠会医科大学。后赴美国留学，在约翰·霍普金斯大学医院等知名医疗机构学习。

1973 年

就职于圣玛丽安娜医科大学，历任神经精神科教授、校长、理事长等职。

1974 年

创制并发表了用于认知症初筛的“长谷川量表”，该量表至今仍在世界范围内广泛使用。

我终于理解了认知症

作者 _ [日] 长谷川和夫 猪熊律子　　译者 _ 夏言

特约编辑 _ 谭思灏　　装帧设计 _ 于欣　　主管 _ 阴牧云
技术编辑 _ 顾逸飞　　责任印制 _ 刘淼　　统筹策划 _ 王誉

果麦
www.goldmye.com

以 微 小 的 力 量 推 动 文 明

图书在版编目（CIP）数据

我终于理解了认知症 /（日）长谷川和夫，（日）猪熊律子著；夏言译. -- 北京：国文出版社，2025.

ISBN 978-7-5125-2046-2

Ⅰ. R749.1-49

中国国家版本馆 CIP 数据核字第 2025DY4228 号

版权合同登记号：图字：01-2025-3760号

BOKU WA YATTO NINCHISHO NO KOTO GA WAKATTA
MIZUKARA MO NINCHISHO NI NATTA SEMMONI GA, NIHONJIN NI TSUTAETAI YUIGON
©Kazuo Hasegawa, The Yomiuri Shimbun 2019
First published in Japan in 2019 by KADOKAWA CORPORATION, Tokyo. Simplified Chinese translation rights arranged with KADOKAWA CORPORATION, Tokyo through BARDON CHINESE CREATIVE AGENCY LIMITED.
Simplified Chinese translation copyright © 2025 by Goldmye Inc.

我终于理解了认知症

作　者	[日]长谷川和夫　猪熊律子
译　者	夏　言
责任编辑	戴　婕
责任校对	孙雪净
出版发行	国文出版社
经　销	果麦文化传媒股份有限公司
印　刷	河北鹏润印刷有限公司
开　本	880 毫米 ×1230 毫米　32 开
	5 印张　100 千字
版　次	2025 年 9 月第 1 版
	2025 年 9 月第 1 次印刷
书　号	ISBN 978-7-5125-2046-2
定　价	45.00 元

国文出版社
北京市朝阳区东土城路乙 9 号　邮编：100013
总编室：（010）64270995　传真：（010）64270995
销售热线：（010）64271187
传真：（010）64271187-800
E-mail：icpc@95777.sina.net